LUZCA MÁS JOVEN, VIVA MÁS

DR. FRANCISCO CONTRERAS

CASA
CREACIÓN

La mayoría de los productos de Casa Creación están disponibles a un precio con descuento en cantidades de mayoreo para promociones de ventas, ofertas especiales, levantar fondos y atender necesidades educativas. Para más información, escriba a Casa Creación, 600 Rinehart Road, Lake Mary, Florida, 32746; o llame al teléfono (407) 333-7117 en Estados Unidos.

Luzca más joven, viva más por el Dr. Francisco Contreras
Publicado por Casa Creación
Una compañía de Charisma Media
600 Rinehart Road
Lake Mary, Florida 32746
www.casacreacion.com

Traducción por: Madeline Díaz
Diseño de portada por: Lisa Rae McClure
Director de Diseño: Justin Evans

Originally published in the U.S.A. under the title:
Look Younger, Live Longer.
Published by Siloam, a Charisma Media company, 600 Rinehart Rd., Lake Mary, FL 32746 U.S.A.
Copyright © 2000, 2016 by Francisco Contreras, MD

Library of Congress Control Number: 2017933655
ISBN: 978-1-62999-320-1
E-Book ISBN: 978-1-62999-326-3

Impreso en los Estados Unidos de América
17 18 19 20 21 * 6 5 4 3 2 1

A mis hijos:

Rose Estela, Marcela, Sandra,
Débora y Francisco…

que puedan ustedes disfrutar de
una vida larga y buena

CONTENIDO

PARTE II
DIEZ PASOS PARA VIVIR MÁS TIEMPO, LUCIR MÁS JOVEN Y SENTIRSE MEJOR

PARTE III
HAY UNA FUENTE

EXPLORE SUS POSIBILIDADES

MIENTRAS UNA ESBELTA enfermera cerraba las finas cortinas de encaje que colgaban por encima de la cabeza de su paciente, la luz del sol se filtraba a través de ellas, formando un patrón simétrico sobre el rostro arrugado de Jeanne Calment. La enfermera depositó su bandeja y susurró en francés: "Buenos días, señora". Luego tocó la mano estropeada por el tiempo de Jeanne y se fue a prepararle su baño de la mañana.

Los ojos con profundas arrugas de Jeanne se abrieron ligeramente. Debido al brillo del sol y la degeneración de su vista por el envejecimiento, escasamente podía ver sombras borrosas. Girando la cabeza para sentir los cálidos rayos que caían sobre la funda de su almohada, Jeanne suspiró alegremente mientras soñaba con montar su bicicleta alrededor de la encantadora campiña francesa. Ella rió suavemente como si sus pensamientos viajaran a sus días en la clase de esgrima, cuando a diario a su llegada su maestra podía exclamar en francés desde detrás de su máscara redonda mientras se percataba de la magnífica condición física de Jeanne: "¡Asombrosa!".

Y ella había sido asombrosa. Durante el último año, tan aguzada mentalmente como siempre, había grabado un CD en el que narró todos los recuerdos de su larga vida.

Más tarde ese día, el 4 de agosto de 1997, Jeanne Calment cerró sus ojos y se quedó dormida por última vez. Ella murió con gracia y silenciosamente a la edad de ciento veintidós años, siendo la persona más vieja cuya fecha de nacimiento podía ser autenticada por registros fiables. Su certificado de nacimiento indicaba la fecha 21 de febrero de 1875. Ella había nacido apenas diez años después del asesinato del presidente Lincoln.

A lo largo de los años, Jeanne Calment había llegado a ser tan famosa en Arles, Francia, como Vincent van Gogh, a quien Jeanne conociera en la tienda de suministros de arte de su padre cuando él la visitó en 1888. Ella lo recordaba como "sucio, mal vestido y desagradable".

A la edad de ochenta y cinco años, ella había comenzado a practicar la esgrima, y seguía andando en bicicleta a la edad de cien años. Jeanne Calment le acreditó su longevidad al vino del puerto, una dieta rica en aceite de oliva y su sentido del humor. "Voy a morir riendo", había predicho.

Aunque estaba confinada a una silla de ruedas, ciega y casi sorda cuando murió en un hogar de ancianos, se mantuvo enérgica y mentalmente aguda hasta el final.[1]

LONGEVIDAD Y SALUD

A medida que la generación nacida durante la explosión de la natalidad (1946–1965) madura hasta la mediana edad, cada vez más de nosotros estamos no solo esperando, sino también suponiendo que viviremos vidas más largas y vibrantes de las que nuestros padres vivieron. Los poderosos avances científicos nos prometen la esperanza de tener vigor a lo largo de los años centenarios. A medida que la ciencia empieza a develar los secretos del envejecimiento, algunos de nosotros incluso esperamos desafiar a la muerte por completo. Desde el comienzo de la historia, la humanidad ha perseguido la fuente de la juventud. Nunca hemos aceptado totalmente las limitaciones del tiempo y la mortalidad.

El proceso de envejecimiento no sabe nada de equidad o igualdad. Aunque todos envejecemos, no lo hacemos en la misma proporción. Un hombre es viejo a los treinta, mientras que otro baila a través de sus sesenta y tantos, sin sentirse ni verse como alguien mayor de cuarenta y cinco años. Estas disparidades en el proceso de envejecer están proporcionando claves poderosas y únicas para alcanzar una mayor comprensión. Los misterios del envejecimiento están empezando a desentrañarse. Con estos fascinantes avances en el conocimiento llega una percepción práctica para derrotar al reloj en nuestras vidas individuales.

¿Y por qué no deberíamos usar todos los recursos del conocimiento disponibles para nosotros a fin de darles marcha atrás a esas manecillas que hacen tictac? A pesar de nuestros antecedentes religiosos o culturales, todos compartimos el mismo amor por la vida y el deseo de prolongarla tanto tiempo como sea posible.

No hay dudas de que la duración de la vida de una persona está directamente conectada a la salud física. Según la mayoría de los médicos, la definición más simple de salud es la ausencia de enfermedad.

Sin embargo, la misma parece superficial si la comparamos con la definición de hace doscientos cuarenta años de Hipócrates, el padre de la medicina: "La salud es el equilibrio perfecto entre el hombre y su medio ambiente". Si el Jardín del Edén existiera, ¿cuál sería el efecto resultante en nuestra salud y longevidad? ¿Y si los elementos de ese equilibrio pudieran ser restaurados? ¿Seríamos capaces de vivir ciento veinte años, o aún más? ¿Existe una esperanza real y científicamente verificable en lo que respecta a extender nuestra juventud? ¡Absolutamente sí!

En este libro examinaré las raíces de nuestro anhelo humano de extender nuestras vidas más allá de las limitaciones del tiempo y el envejecimiento. Analizaré también de forma profunda los descubrimientos médicos y científicos recientes, los cuales prometen la posibilidad de prolongar grandemente nuestras vidas. Además, investigaré con usted la posibilidad real de vivir los años que le quedan con mayor juventud, alegría y vitalidad.

¡Mientras explora conmigo la esperanza de vivir una vida más larga y buena, descubrirá que realmente es posible vivir más tiempo, lucir más joven y sentirse mejor!

—Dr. Francisco Contreras

PARTE I

LA FUENTE DE
LA JUVENTUD

EN POS DE LA FUENTE DE LA JUVENTUD

¡Qué bellos son los bosques, y sombríos!
Pero tengo promesas que cumplir,
y andar mucho camino sin dormir,
y andar mucho camino sin dormir.[1]

—ROBERT FROST
"STOPPING BY WOODS ON A SNOWY EVENING"
[ALTO EN EL BOSQUE EN UNA NOCHE DE INVIERNO]

L A OLEADA DE adrenalina es abrumadora mientras la puerta del avión se abre. El viento que sopla con fuerza impide respirar y hablar. Las chaquetas y los pantalones se agitan violentamente mientras los paracaidistas ocupan sus posiciones. La sangre que bombea a través del corazón se convierte en un latido palpitante y surrealista que parece más fuerte que el viento o los motores del avión. En momentos que no permiten movimientos vacilantes o segundos pensamientos, cada paracaidista salta desde la escotilla hacia la nada del cielo azul.

¿Acaso les pasa por la cabeza el pensamiento "Voy a morir"? No. Estos paracaidistas saltan con una convicción interna—aunque falsa—de que vivirán para siempre. ¿Te has preguntado alguna vez por qué?

EL SER INMORTAL DENTRO DE NOSOTROS

Dediquemos un momento a examinar cuidadosamente nuestra mortalidad y nuestro deseo de llegar más allá de ella en pos de la fuente de la juventud.

Algunos creen que los seres humanos fueron creados para vivir por siempre, que una vez fuimos seres eternos que finalmente se encontraron con la muerte y sucumbieron a su poder. Si este es el caso, ¿dónde precisamente empezó entonces la muerte? Los textos bíblicos antiguos afirman que la muerte comenzó después de la creación de la humanidad, y que esta no formaba parte de nuestro destino original. La Biblia también sugiere que en el espíritu de cada ser humano se halla impreso el sello de la eternidad.

¿INMORTALIDAD HUMANA?

Adán y Eva disfrutaron del ambiente más limpio y no contaminado que existiera en el Jardín del Edén. La enfermedad o la muerte no amenazaban este perfecto equilibrio dentro de su entorno. No obstante, en el Jardín del Edén había una ley importante: ellos debían abstenerse de comer la fruta de un solo árbol. Dios les advirtió: "Mas del árbol de la ciencia del bien y del mal no comerás; porque el día que de él comieres, ciertamente morirás" (Génesis 2:17).

Todos conocemos la historia. Esta primera pareja desobedeció y comió el fruto prohibido. No obstante, aunque se predijo la muerte, Adán y Eva no cayeron muertos inmediatamente después de comer del árbol. ¿Qué ocurrió? En mi opinión, en el instante en que comieron la fruta prohibida, se perdió el equilibrio perfecto. La puerta de la muerte se abrió tanto en el mundo físico como en el mundo espiritual.

Un cambio de paradigma dramático se produjo. Originalmente, la humanidad estaba destinada a vivir para siempre. Sin embargo, ahora nacemos, nos reproducimos, y luego morimos. Este ciclo de vida se encuentra profundamente grabado en nuestras mentes después de siglos de experiencia. Entonces, ¿por qué todavía buscamos la fuente de la juventud? Creo que aún lo hacemos porque en nuestros genes está profundamente arraigada la información de que fuimos creados para ser inmortales.

REGENERACIÓN E INMORTALIDAD

Un anuncio de Mercedes-Benz muestra un auto construido en 1955 cuyo odómetro, después de todos estos años, indica una lectura de un millón de millas. Su orgulloso propietario todavía disfruta de los beneficios de su inversión. Ahora bien, no hay dudas de que los alemanes producen excelentes autos. Sin embargo, si el auto del anuncio fuera un Ford construido en México, y si recibiera el mantenimiento y el reemplazo de piezas necesarios, este modesto auto pequeño también funcionaría indefinidamente. Al reemplazar de forma constante las piezas del auto por otras nuevas, el mismo estaría siendo renovado continuamente, y en realidad podría recorrer los caminos por siempre.

El mismo proceso de renovación podría aplicarse a nosotros también. Nuestros cuerpos tienen una capacidad incorporada de suministrar sus propias piezas de recambio. Esta capacidad de reemplazar las células caducas constituye el milagro de la vida…y es un rastro de la inmortalidad que se perdió en el Jardín del Edén. Si nuestros cuerpos no tuvieran la capacidad de regenerar sus tejidos, no viviríamos mucho tiempo. Por ejemplo, si nuestro cuerpo fallara en lo que respecta a reemplazar los glóbulos rojos, moriríamos en alrededor de cuatro meses.

Dentro de la organización extremadamente complicada de nuestros cuerpos cada célula tiene un ciclo diferente que dura desde horas hasta años. Algunas neuronas pueden acompañarnos durante la mayor parte de nuestra vida, pero el resto de nuestras células están siendo reemplazadas constantemente. Por ejemplo, el hígado que tenemos hace unos meses no es el mismo con el que contamos ahora, porque todas las células que lo conforman son nuevas. Lo mismo sucede con todos nuestros órganos. Si esta regeneración continuara sin interrupción, si la misma no se viera impedida, seríamos inmortales.

Longevidad espectacular

Definitivamente, la inmortalidad se perdió en algún momento después de la Creación, pero todavía quedan algunas huellas de ella. E incluso si nunca recuperáramos la inmortalidad física total, existen registros históricos que indican que deberíamos al menos poder disfrutar de una longevidad espectacular. Algunos textos bíblicos antiguos registran que personajes como Moisés, el libertador del pueblo judío, vivió ciento veinte años. Incluso cuando la muerte se acercó a él, sus ojos no habían sido afectados por la ceguera, ni había perdido su fuerza y vigor (Deuteronomio 34:7). Abraham, el padre de la nación judía, vivió ciento setenta y cinco años (Génesis 25:7–8). Aún más interesante son los registros de Sara, la esposa de Abraham, que aunque vivió solo ciento veintisiete años, dio a luz a los noventa años de edad (Génesis 17:17; 21:1–8; 23:1). Asombrosamente, la Biblia indica que Matusalén, el abuelo de Noé, vivió novecientos sesenta y nueve años (Génesis 5:27).

Algunos críticos consideran que muchas de las historias que aparecen en la Biblia no son nada más que mitos. Sin embargo, los hallazgos arqueológicos han confirmado la veracidad histórica de estos registros una y otra vez. Además, parece que dicha longevidad no era inusual, sino que representaba la esperanza de vida entre los hebreos antiguos.

Entonces, ¿qué era diferente en cuanto a estos individuos de la antigüedad y su medio ambiente que causó que vivieran tanto tiempo? Según muchos expertos, el ecosistema antes del Diluvio era sorprendentemente seguro para la vida humana. No obstante, hemos perdido ese equilibrio perfecto con nuestro mundo. Un ambiente tan perfecto es algo difícil de imaginar hoy.

Muchos de nosotros estamos pasivamente resignados a envejecer, llegando a estar cada vez más débiles y enfermos, y finalmente a morir. No obstante, algunos prefieren resistirse a ello. El poeta Dylan Thomas expresó de manera maravillosa su voluntad de combatir el envejecimiento y la muerte cuando dijo: "No entres dócilmente a esa buena noche. Enfurécete, enfurécete contra la muerte de la luz".[2] El espíritu humano dentro de nosotros no acepta la derrota con facilidad. A medida que avanzamos hacia un nuevo milenio, los científicos sueñan con maneras de prolongar la vida.

INMORTALIDAD A NIVEL CELULAR

> Y mandó Jehová Dios al hombre, diciendo: De todo árbol del huerto podrás comer; mas del árbol de la ciencia del bien y del mal no comerás; porque el día que de él comieres, ciertamente morirás.
>
> —GÉNESIS 2:16–17

A primera vista se podría pensar que el relato de Génesis coloca a Dios en la muy difícil posición de ser considerado un mentiroso, mientras que el diablo es el que dice la verdad. Podemos pensar esto porque después de la advertencia de Dios, el diablo le dijo estas palabras a la primera mujer: "No moriréis; sino que sabe Dios que el día que comáis de él, serán abiertos vuestros ojos, y seréis como Dios, sabiendo el bien y el mal" (Génesis 3:4–5).

Puesto que ni Adán ni Eva cayeron muertos después de comer el fruto del árbol prohibido, a primera vista podría parecer que Dios les había mentido. Sin embargo, como resulta imposible que Dios mienta, debe haber una explicación mejor. Creo que en lugar de que Adán y Eva murieran en ese mismo momento, la muerte reemplazó a la inmortalidad como el nuevo destino de la humanidad.

De modo que, si Adán y Eva no cayeron físicamente muertos, ¿dónde se evidenció la muerte en ese día prodigioso? Una parte de este juicio entró en efecto a nivel molecular, en nuestro ADN humano. El ADN constituye el lenguaje de Dios: la receta química divina de Dios para el universo.

Ese día la muerte llegó al Jardín del Edén, y una remodificación de nuestro ADN tuvo lugar: nuestro mensaje de inmortalidad se desordenó.

No obstante, como el diseño original del ADN no fue programado en un inicio para incluir a la muerte, todavía quedan algunos rastros de la eternidad. Aunque nuestros cuerpos ahora están codificados para morir, algunas partes de nuestro ADN envían simultáneamente el mensaje opuesto también. Nuestro ADN nos indica del mismo modo que esperemos vivir para siempre.

En otras palabras, originalmente estábamos codificados como seres eternos. Cuando Dios en un inicio creó nuestras células, nos programó para la eternidad. Por lo tanto, cuando un paracaidista salta de un avión, no está abrumado con pensamientos de muerte. Más bien, se siente eufórico por lo emocionante de la vida y el desafío de la muerte.

El diseño del lenguaje de Dios que se encuentra muy profundo en la fibra de su ser, a un nivel molecular, le indica que nunca morirá. Creo que en gran medida la búsqueda de la inmortalidad por parte del hombre se apoya en este guion codificado. El anhelo de la eterna juventud es un tema que se puede rastrear a lo largo de la historia de la humanidad. Cada raza y nación ha soñado con encontrar su propia fuente de la juventud.

EN BÚSQUEDA DE LA FUENTE DE LA JUVENTUD

> Aqueste lugar estrecho es la tumba de un varón que en el nombre fue León y mucho más en el hecho.

Estas palabras forman parte del epitafio que escribieran sus amigos e inmortalizara al gran explorador, guerrero y conquistador cuyo nombre en español significa "león". Sin embargo, mientras leo estas líneas poéticas en una catedral de San Juan, Puerto Rico, me doy cuenta de que la mayoría de nosotros no recuerda los hechos que lo hicieron poderoso, sino solo la búsqueda que lo hizo famoso. Juan Ponce de León estará eternamente ligado a la incansable y obstinada búsqueda humana de la fuente de la juventud.[3]

Ponce de León nació en el noroeste de España en 1460. En 1493 acompañó a Cristóbal Colón en su segundo viaje a América. Ponce de León estableció una colonia en Puerto Rico en el año 1508 y fue nombrado gobernador en 1509. En Puerto Rico escuchó una leyenda sobre una isla llamada Bimini, con una fuente que le devolvía la juventud a todos los que se bañaban en ella. Él estaba buscando la fuente de la juventud cuando descubrió la Florida.

Este explorador león partió de Puerto Rico en marzo de 1513 y arribó cerca de San Agustín a la exuberante península cubierta de flores el Domingo de Pascua. Por lo tanto, le llamó al lugar "la Florida" debido al término español empleado para el Domingo de Pascua: *Pascua florida*, o "festival de las flores".

Ponce de León regresó a la Florida en 1521. Durante esta visita fue herido en un ataque indio y llevado a Cuba, donde pronto murió. El gran explorador fue enterrado en la Catedral de San Juan, Puerto Rico. Paradójicamente, halló la muerte en su búsqueda de la eterna juventud.[4]

La leyenda de la fuente de la juventud no era nueva para Ponce de León. La historia había sido contada en toda Europa durante la Edad Media. Aparentemente, se originó en el norte de la India y los viajeros y comerciantes la llevaron a Europa en una época tan temprana como el siglo séptimo. La referencia a la fuente se puede encontrar en los primeros escritos hindúes. En los mitos de las antiguas Grecia y Roma no había ninguna fuente de juventud al alcance de la gente de la tierra, pero sí existía un manantial de la inmortalidad en el mundo espiritual.

Con el tiempo la fuente de la juventud se convirtió en sinónimo de la leyenda semítica sobre un río de vida inmortal que se encontraba en el paraíso. Se decía que Alejandro Magno había buscado este mágico río en la India.[5] Así que la búsqueda de la fuente de la juventud comenzó mucho antes de Ponce de León, y ciertamente no se detuvo con su muerte. Parece que casi todas las culturas tienen tradiciones de ir en busca de la fuente de la juventud, o de la inmortalidad.

Los sumerios

Los antiguos sumerios, los antepasados de Abraham, tuvieron su propia leyenda sobre la inmortalidad. Interesantemente, esta incluye una historia de un diluvio que cubrió toda la tierra. El mito involucra a un personaje llamado Gilgamesh que busca el secreto de la inmortalidad. Él descubre que a un hombre mortal se le ha concedido la inmortalidad: Ut-napishtim. A esta persona se le consideró lo suficiente virtuosa como para recibir la guía divina a fin de salvar a su familia y a un remanente de todos los seres vivos mediante la construcción de una arca en el tiempo antes del diluvio.[6]

Lo que resulta especialmente interesante es que Taré, el padre de Abraham, era un semita que se estableció en Ur. La historia fue parte de una tradición oral que data de casi cuatro mil años atrás.

China

Para asegurar una larga vida, los chinos tienen una tradición fascinante de confeccionar la ropa de la tumba. Muchos chinos hacen elaboradas vestimentas para su entierro durante sus vidas, empleando a una mujer joven y soltera como costurera. Ellos creen que las jóvenes solteras tienen muchos años de vida y que parte de su longevidad se traspasará a la ropa. La palabra longevidad es bordada por toda la vestimenta de seda azul oscuro.

Dado que se cree que la hermosa prenda posee el poder de conceder una larga vida, el dueño la lleva a menudo, especialmente en los cumpleaños y ocasiones festivas, para transferirle el poder de la longevidad a su cuerpo.[7]

Otras tradiciones antiguas chinas parecen muy peculiares. Por ejemplo, alrededor de 200 a. c., el emperador Wen del reino de Nanyue en la ahora región Guangzhou de China en Cantón, hizo que un famoso arquitecto de la época planeara muy bien y construyera su tumba. La misma, hecha de una hermosa piedra arenisca roja, contaba con siete cámaras, incluyendo la zona de recepción, una sala para los guardias, una cocina con una gran despensa, otra habitación para los sirvientes, y una cámara para las concubinas. Usted puede pensar que estos acompañantes se turnaban para vigilar al emperador muerto. La tradición real no resultó tan romántica. Los sirvientes y las concubinas fueron todos sacrificados para poder atender las necesidades del emperador en la vida después de la muerte.[8] Visité el sitio y noté que la única puerta de la tumba estaba cerrada desde el exterior. El mecanismo de la puerta me sugirió que los acompañantes se encontraban encerrados en la tumba. Los restos de siete sirvientes, uno de los cuales era un niño, y cuatro concubinas fueron encontrados en la tumba con los restos del emperador.

Grecia

Deméter y su hija Perséfone eran diosas griegas de la antigüedad que estaban relacionadas con el maíz. Los griegos creían en enterrar la semilla en la tierra para que brotara a una vida nueva y superior que se comparaba con el destino humano. Esperaban que la tumba fuera el comienzo de una existencia mejor y más feliz en algún mundo desconocido más luminoso.[9]

Egipto

En el antiguo Egipto la muerte y la resurrección de Osiris, la más popular de todas las deidades egipcias, se celebraban anualmente con tristeza y alegría. Los egipcios crearon elaborados textos para las pirámides y rituales opulentos a fin de asegurar la vida eterna de sus gobernantes. Tales textos conforman la obra más remota de la literatura religiosa antigua que sobrevive hasta hoy. Estos textos antiguos protestan contra la realidad de la muerte con gran pasión. Una y otra vez declaran que el muerto no murió, sino vivió. "El rey Teti no murió la muerte. Se ha convertido en alguien glorioso en el horizonte" y "¡Ah! ¡Rey Unis! No has partido con la muerte, tú vives". En la historia de la resurrección de Osiris los egipcios vieron una promesa de vida para sí mismos más allá de la tumba.[10]

Tíbet

Los monjes tibetanos afirman haber trasmitido de generación en generación su propio tipo de fuente de la juventud. Ellos inventaron ejercicios en los remotos cerros del Himalaya que según afirman revierten el envejecimiento. Estos ejercicios se asemejan a posturas de yoga.[11]

México

Los aztecas de México, al igual que otras personas mayas y mesoamericanas, creían que otros mundos existieron antes del suyo. Los aztecas pensaban que uno de sus dioses, Quetzalcóatl, visitó la tierra de los muertos y trajo de vuelta huesos con los cuales se crearon los seres humanos. Cuando él tomó los huesos, los espíritus del inframundo le advirtieron que no los podía conservar para siempre. Los huesos tendrían que ser llevados de vuelta. Quetzalcóatl primero alegó que las personas que surgirían de los huesos debían vivir para siempre, pero luego mintió y les dijo a los dioses del inframundo que los huesos serían devueltos. Mientras Quetzalcóatl huía con los huesos, los dioses del inframundo descubrieron su intención y lo persiguieron. Él tropezó y cayó, y los dioses del inframundo mordisquearon los huesos, lo cual causó que se deterioraran. Como resultado, las personas envejecerían y al final enfrentarían la muerte.[12]

La historia está llena de anécdotas, teorías y especulaciones sobre la muerte y la vida eterna. Sin embargo, si pensamos que solo la gente antigua inventó historias tan elaboradas, estamos equivocados.

Mitos, historias y especulaciones comparables llenan las mentes y los corazones de las personas en cada siglo.

MITOS DE LA ETERNIDAD
MODERNA DESDE EL ESPACIO

Muchos de nosotros recordamos nuestro horror al enterarnos que 39 personas en California vestidos con zapatillas se suicidaron juntos en anticipación a la llegada del cometa Hale-Bopp.

Pocos comprendimos sus motivos. Parece que este grupo de la secta Heaven's Gate estaba tratando de trascender esta vida e ir más allá hacia lo que los antiguos habrían entendido como eternidad. Considere esta línea interesante de su declaración de propósito: "Mirándonos a nosotros, y deseando ser parte del Reino de mi Padre [un concepto conectado con el espacio exterior], puede ofrecer a aquellos con depósitos la oportunidad de conectarse con el nivel superior al humano, y comenzar esa transición".[13]

Curiosamente, incluso estas personas equivocadas estaban buscando lo eterno. Toda cultura en la tierra, incluso la nuestra, ha buscado a lo largo del tiempo una especie de fuente de la juventud a través de historias, mitos y rituales elaborados. Estos son solo algunos ejemplos de cómo la humanidad, al ir en pos de la fuente de la juventud, buscó la eternidad que creo que fue escrita en su ADN por el mismo dedo de Dios.

Y así como siempre ha habido una búsqueda de la fuente, también dicha búsqueda siempre incluyó un lado más oscuro.

Capítulo 2

EL LADO OSCURO DE LA BÚSQUEDA

Quiero ser inmortal por no morir.[1]

—WOODY ALLEN

COMO UN AMANTE con el corazón quebrantado, el personaje de Mel Gibson se deja congelar de forma criogénica en un experimento militar ultra secreto. Cincuenta años después, dos chicos entran en el depósito militar y se tropiezan con la cápsula que contiene el cuerpo congelado de Gibson. Después de abrirla, ellos corren, asustados por el cuerpo helado y azuloso del hombre. Él se descongela y busca a los chicos guiándose por una etiqueta con un nombre que se encontraba en una de las chaquetas que dejaron atrás en su huida apresurada.

Durante los siguientes días, el joven y guapo Gibson busca retazos de su pasado. Sin embargo, en episodios de dolor espástico, su cuerpo envejece dramáticamente cincuenta años en cuestión de horas.

La película termina con el personaje de Gibson y su amante, que se pensaba había muerto, ahora arrugados y canosos, abrazándose en la redención de un amor perdido por cincuenta años.

Bueno, eso es Hollywood…¿o no?

ENGAÑANDO A LA MUERTE

Uno no puede dejar de preguntarse si el personaje de Gibson engañó a la muerte al congelarse criogénicamente o si simplemente desperdició cincuenta años de vida. Todo esto puede parecer como ciencia ficción espeluznante, pero tales procedimientos se están llevando a cabo en la actualidad.

La investigación y los descubrimientos científicos están llevando a la humanidad a navegar en aguas totalmente nuevas, desconocidas por completo, con poderosas y algunas veces oscuras ramificaciones.

Criogenia

Por un costo promedio de $120,000—que puede ser adquirido por la firma de una póliza de seguro de vida importante—se puede comprar un servicio que congelará su cuerpo en el momento de la muerte. Usted será mantenido en hielo, esperando un cierto tiempo en el futuro en el que se descubra una cura para la vejez, o para cualquier enfermedad que haya causado su fallecimiento.[2]

¿No tiene tanto dinero para mantenerse en un estado congelado? ¡No hay problema! ¡Usted puede obtener el paquete sin adornos por solo $28,000! Esto cubrirá su mantenimiento anual y el costo de la suspensión congelada. ¡Qué buena oferta! Por supuesto, esta cuota no incluye el costo de los equipos de personas que se encuentran en espera y de otros gastos incurridos en el momento de su muerte.[3]

Un anuncio de dicha organización afirma que la competencia simplemente lo "dejaría morir" si no pudiera cumplir con las tarifas.[4] Esta es una declaración muy interesante, especialmente cuando se considera que los procedimientos criogénicos solo pueden realizarse en personas que ya están muertas. Decidí investigar un poco más.

Cuando le pregunté a una organización si es posible ser preservado de forma criogénica en cualquier parte del mundo antes de la muerte, recibí una respuesta interesante. Se me informó que el suicidio asistido por el médico podría realizarse bajo condiciones muy restringidas en el estado de Oregón y en Australia. Sin embargo, me advirtieron que debería verificar con las jurisdicciones locales, ya que estas leyes están en un estado de cambio constante.

Hay alegaciones de que algunas organizaciones utilizan un gran número de "premedicaciones" destinadas a reducir el deterioro del cuerpo antes de la congelación. Las implicaciones y cuestiones legales que resultan de estos procedimientos son asombrosas, especialmente debido a que es ilegal comprar o usar medicamentos recetados sin una receta médica, y los médicos no pueden hacer prescripciones para las personas que están legalmente muertas.[5]

La opción neuro

Algunas organizaciones ofrecen una versión particularmente macabra del proceso criogénico llamada la técnica "neuro", o de la cabeza solo. Después de la perfusión (la introducción de una solución que les permite a las células del cuerpo sobrevivir a la congelación y la descongelación), la cabeza del paciente es quirúrgicamente cortada y almacenada en nitrógeno líquido. El resto del cuerpo entonces se crema. Esto le ahorra dinero a la organización, ya que se requiere menos nitrógeno líquido para mantener solo la cabeza.[6]

¿Por qué podría alguien incluso considerar tal método? Porque se espera que en el momento en que el daño de la congelación llegue a ser reversible, también será factible regenerar un cuerpo nuevo para la cabeza o trasplantar el cerebro a un gemelo genético clonado y sin cerebro. Los defensores de esta opción argumentan que solo el cerebro contiene los recuerdos y la personalidad del individuo, y que la preservación de todo el cuerpo resulta innecesaria.

CLONACIÓN E INMORTALIDAD

El autor ruso Alexander Lazarevich insiste en que la inmortalidad es técnicamente factible sin la adición de nuevos conocimientos científicos. Todo lo que es necesario, según Lazarevich, es que la tecnología se desarrolle basándose en los descubrimientos científicos que ya se han hecho ahora.[7]

Otras generaciones han fracasado en sus diversas búsquedas para alcanzar la inmortalidad, sugiere Lazarevich, porque todos los inventores trataron de alargar la existencia del mismo cuerpo sin percatarse de que lo que realmente debe ser salvado no es el cuerpo en sí, sino más bien la información que este contiene.

Lazarevich sugiere la analogía de un viejo y atesorado disco fonográfico. Usted puede tratar de desarrollar un material que permitiera que el disco durara indefinidamente. O, por otro lado, podría grabar el LP en una cinta magnética. Cuando el LP se vuelva viejo e inutilizable, simplemente lo puede tirar y grabar un nuevo disco a partir de la cinta antigua. ¡Ahí está el punto de vista de Lazarevich con respecto a la vida eterna!

Un ser humano podría ser considerado la misma persona, según Lazarevich, si la información genética y los recuerdos son transferidos de un cuerpo viejo a uno nuevo. ¿Cómo puede lograrse tal cosa? ¡Con la clonación!

Lazarevich afirma: "Tan pronto como redefina el problema como sigue—preservar la información, en lugar del medio de almacenamiento, y preservarla selectivamente en vez de por completo—la solución al problema de la inmortalidad resulta bastante trivial".[8]

Todo lo que se necesita es producir un cuerpo "de repuesto" que no tenga un cerebro. Podría tratarse de una persona que sufrió un accidente, un individuo que nació sin cerebro, o un clon. Él está de acuerdo en que la producción en masa de dichos cuerpos podría suscitar cuestiones éticas, pero se niega a abordar estos temas. Los datos podrían ser transmitidos al nuevo cuerpo a través de la "biointerfase", o la interfase de datos entre cualquier dispositivo artificial y el sistema nervioso de un cuerpo humano. Sin embargo, los detalles concernientes a cómo esta maravilla realmente funciona son un poco escasos.

Esta es solo la primera etapa del proyecto. La segunda etapa podría consistir en la producción de módulos cerebrales. Lazarevich sugiere la posibilidad de hacer crecer, fuera del cuerpo, un hemisferio cerebral. El nuevo hemisferio y el viejo podrían unirse y la información contenida en el viejo con el tiempo se transferiría al nuevo. Una vez que la información haya sido transferida, una segunda mitad nueva del cerebro podría ser añadida. Y cada vez que tu cuerpo se desgaste, podría repetirse este procedimiento. ¡Ya está! ¡Juventud eterna! Lazarevich le llama a esto su receta para la inmortalidad.

Lazarevich no es el único que cree que la vida eterna es posible: otros argumentan que "a través de la ingeniería genética, la nanotecnología, la clonación y otras técnicas emergentes, la vida eterna puede ser pronto viable".[9] Ray Kurzweil, por ejemplo, cree firmemente que será capaz de vivir para siempre. No obstante, primero él tiene que sobrevivir lo suficiente para que la tecnología se desarrolle, y planea lograrlo manteniéndose tan saludable como sea posible y tomando ciento cincuenta suplementos al día.[10] Kurzweil escribió que "a principios de la década de 2020 tendremos los medios para programar nuestra biología lejos de la enfermedad y el envejecimiento".[11]

Podemos reírnos de tales nociones, pero el hecho es que están ahí afuera: en realidad existen y la gente cree en ellas. Las personas están buscando la inmortalidad. A estos esfuerzos se les llama "transhumanismo", que es la fe en que la ciencia nos proporcionará una longevidad fantástica e incluso la vida eterna.

INVESTIGACIÓN GENÉTICA: UNA CAJA DE PANDORA

Algunos de los mayores descubrimientos recientes en la arena científica se encuentran en el campo de la genética. Las moléculas de ADN están revelando los secretos de la vida, pero con tal conocimiento también vienen muchos peligros.

A diferencia de las infecciones, las enfermedades genéticas no pueden ser superadas por medio de nuestras defensas naturales. En algunos casos es posible controlar los síntomas a través de la intervención médica al suplir el material faltante de un gen defectuoso. Les damos insulina a los diabéticos del tipo 1, factores de coagulación a los hemofílicos, y suplementos de la hormona del crecimiento a ciertas personas enanas. Tales procedimientos debe repetirse una y otra vez. En cambio, la sustitución de un gen defectuoso o la corrección de su pérdida añadiendo un gen normal tienen el potencial de ser una solución permanente.

La investigación genética ha causado un impacto en la enfermedad hepática, la hemofilia, el cáncer de piel y otros casos de deficiencia genética.[12] Tal investigación ha permitido curar otras enfermedades genéticas en los ratones. Y la tecnología básica, aunque todavía imperfecta, podría fácilmente aplicarse a los seres humanos.

No hay dudas de que las enfermedades genéticas están siendo drásticamente afectadas por la terapia génica. A finales de 1992, ciertas pruebas realizadas con la terapia génica antisentido en catorce pacientes con cáncer de pulmón recibieron la aprobación de un comité de expertos de los Institutos Nacionales de Salud. Los compuestos antisentido son mensajeros que inactivan a un gen (en el caso de la enfermedad, un gen defectuoso), interrumpiendo su señal. La manipulación de los genes defectuosos produce resultados poderosos.

Esto puede parecer bastante inocente. Sin embargo, una cuestión ética importante se relaciona con los cambios genéticos que se transmiten de un paciente a su descendencia. Ahora es posible evaluar el ADN de un individuo para determinar de cuáles enfermedades genéticas, si hay alguna, es portador. Dicha información podría resultar desastrosa para las personas que intentan obtener un empleo, asistencia médica o un seguro de vida. ¿Cómo estaremos protegidos contra aquellos que pudieran intentar invadir nuestra privacidad genética?

Ingeniería genética

La terapia de la ingeniería genética tiene el potencial de cambiar gradualmente a la raza humana de una manera dirigida.[13] Ni siquiera se requiere la manipulación directa de los genes. La selección de un embrión es suficiente una vez que se conocen las formas deseables de un gen. El ADN puede ser analizado en una etapa temprana del desarrollo de un embrión, cuando solo tiene cuatro u ocho células. Las células de muchos embriones se examinan rápidamente, y un embrión con la constitución genética deseada es implantado en el útero de la madre. Allí el bebé se desarrolla normalmente, resultando en un niño con las características deseadas.[14] Tal selección embrionaria ha estado en vigor desde principios de la década de 1990 y se ha utilizado principalmente para prevenir el nacimiento de niños con condiciones debilitantes tales como la fibrosis quística o la corea de Huntington. No obstante, su uso se está ampliando para controlar cosas tales como el sexo o rasgos cosméticos.[15]

Superbebés

La investigación genética también tiene el potencial de incidir por medio de la ingeniería genética en la línea sanguínea de una familia, e incluso de concederles a las parejas el poder de producir superbebés genéticamente diseñados. Tal investigación es una reminiscencia de la ingeniería social concebida en un inicio por los científicos nazis de Alemania, cuando Hitler intentó producir una raza superior de individuos.

La ingeniería genética podría utilizarse para eliminar rasgos étnicos no deseables de la población de una nación. Incluso podríamos ver a la terapia génica extenderse desde los problemas que amenazan la vida hasta otros cosméticos. ¿Tenemos alguna seguridad de que tal cosa nunca se intente de nuevo?

CIENCIA Y ÉTICA

La única máxima en la ciencia es que todo lo que se pueda hacer, será hecho. Los gobiernos de los países desarrollados están intentando regular la investigación y el desarrollo genéticos. Las restricciones parecen éticas. Sin embargo, la historia demuestra que Albert Einstein tenía razón. Cuando le preguntaron sobre los peligros de la bomba atómica, él dijo: "La ciencia [...] hizo surgir este peligro, pero el verdadero problema está en la mente y el corazón de los hombres".[16] No ha existido un avance tecnológico que haya traído solo el bien, desde el mal uso de los cordones de los zapatos para estrangular a la gente hasta la destrucción indecible causada por el descubrimiento de la energía atómica a través de la bomba atómica.

Si quiere creer que solo los movimientos anarquistas dan lugar a experimentaciones inhumanas como la de los doctores nazis, considere el experimento de Tuskegee, en el cual médicos estadounidenses ofrecían "servicios médicos gratuitos" bajo falsos pretextos a gente pobre y analfabeta, solo para investigar y documentar el curso natural de la sífilis.

A partir de la década de 1930, trescientos noventa y nueve hombres se inscribieron en el Servicio de Salud Pública de los Estados Unidos para recibir atención médica gratuita. El servicio estaba llevando a cabo un estudio sobre los efectos de la sífilis en el cuerpo humano. Nunca se les informó a los hombres que padecían de sífilis. Se les dijo que tenían "sangre mala" y se les negó el acceso al tratamiento, incluso durante años después de que comenzara a usarse la penicilina en 1947. Para el momento en que el estudio salió a la luz en 1972, veintiocho hombres habían muerto de sífilis, otros cien murieron de complicaciones relacionadas, al menos cuarenta esposas habían sido infectadas y diecinueve niños contrajeron la enfermedad al nacer.[17]

Sabemos de este terrible experimento, sin embargo, ¿cuántos otros se han realizado y cuántos están en curso de los cuales no tenemos conocimiento?

En este sentido, ¿cuántos químicos carcinógenos están envenenando nuestros suelos, comidas y ropas?

Durante años la industria tabacalera, a través de su insistencia en que fumar no causa cáncer y que la nicotina no es adictiva, ha convencido a los representantes del gobierno para mantener su mina de oro. Debemos oponernos a estas y otras atrocidades. En Europa son más activos políticamente que el resto de nosotros. Allí los funcionarios del gobierno han prohibido el uso de inyecciones de hormonas para el ganado, y también han prohibido la importación de alimentos genéticamente alterados.

Los beneficios de la investigación genética para el crimen y las aplicaciones médicas ofrecen la esperanza de mejorar el medio ambiente en que vivimos de formas que van desde capturar a los tipos malos hasta curar enfermedades y prolongar la vida. No obstante, mientras mayores son los beneficios, mayor es la tentación a darle un mal uso a la tecnología.

Los científicos ya han clonado con éxito a una oveja y un cerdo, pero la clonación humana aún no es factible por razones éticas. Sin embargo, si desarrollamos la tecnología para crear clones de seres humanos sin cerebro a fin de contar con partes de repuesto, habrá un mercado para ellos. Si los padres pueden ofrecerles ventajas a sus hijos por medio de la ingeniería genética, algunos elegirán este camino. Si las compañías de seguros pueden ahorrar dinero al no proporcionarles cobertura a aquellos que enfrentan desafíos genéticos, lo harán. Verdaderamente, como Einstein dijo, el problema está en los corazones y las mentes de los hombres.

EL LADO OSCURO

En la aurora de este milenio, los Ponce de León modernos están más cerca que nunca de sumergirse en las aguas mágicas de la fuente de la juventud. Los exploradores científicos de hoy nos han llevado hasta las profundidades del organismo humano para descifrar el código del diseño de la creación, el ADN, a fin de descubrir los misterios de la vida con la esperanza de trascender la fortaleza de la muerte.

No obstante, la búsqueda de la humanidad para extender las fronteras de la mortalidad humana siempre ha tenido un lado oscuro. Aunque la mayoría de los experimentos sobre los que usted ha leído en este capítulo están lejos de ser comunes, tales intentos de llegar más allá del velo de la mortalidad se están considerando ampliamente y con seriedad. Y los debates solo se harán más frecuentes y acalorados mientras la ciencia se adentra en ámbitos de descubrimientos nuevos y desconocidos.

Los capítulos siguientes presentan una visión general de algunos descubrimientos médicos y científicos interesantes, aunque mucho más comunes, en la búsqueda de la fuente de la juventud.

Capítulo 3

¿CUÁNTO TIEMPO PODEMOS VIVIR?

Pero el Señor dijo: "Mi espíritu no permanecerá en el ser humano para siempre, porque no es más que un simple mortal; por eso vivirá solamente ciento veinte años".

—GÉNESIS 6:3 (NVI)

HACÍA FRÍO, UN frío extremo. Pero era un frío bueno. "Bueno, bueno", dijo Grama Alicia con su entonación característica, puntuando cada *bueno* con un aplauso silencioso de sus hermosas manos mientras inclinaba su torso hacia adelante como si estuviera en una mecedora.

Estéticamente esas manos no eran bonitas. Estaban manchadas con las marcas de la vida, demacradas por el trabajo de años, y menguadas por los estragos de la calcificación. Su belleza residía en la historia que esas manos tenían durante casi un siglo de hacer contacto.

Las colocó juntas sin que hicieran impacto como para protegerlas de romperse. Lo más probable es que nunca hubiera oído hablar de la osteoporosis, pero la sabiduría intrínseca le dijo que fuera gentil.

Grama estaba emocionada de tener a toda su familia junta para compartir las maravillas de la Navidad. Para muchas personas la Navidad representaba una fiesta. Para ella era una celebración de la vida. Todo el mundo la llamaba Grama, desde el dependiente de la tienda de comestibles de la esquina hasta su pastor. Sus hijos e hijas y sus tataranietos la conocían solo como Grama.

Durante estos momentos de celebración, la matriarca se hacía cargo de la situación, permitiendo que cada uno viniera y le presentara sus respetos. Sus ojos estaban nublados, pero reconocía cada voz individual en un instante. Los pliegues profundos de su rostro irradiaban como rayos del sol con el sonido de cada voz nueva. Ella llevó la cuenta en su mente a medida que la línea se hacía cada vez más corta. Después de que cincuenta y cuatro almas besaron sus mejillas y frente corrugadas, notó que todos fueron acogidos con su distintivo "bueno, bueno" y su inclinación rítmica y su aplaudir silencioso. Mis hijos han adoptado este gesto cuando algo gana su aprobación, lo que siempre trae una suave caricia a nuestros espíritus cuando recordamos a nuestra Grama.

Todo con respecto a la noche fue "bueno, bueno". La comida, excelente. La camaradería, deliciosa. Resultó maravilloso estrechar los lazos familiares algo debilitados por las grandes distancias. Las cinco generaciones nos apiñamos juntas con nuestra maravillosa Grama para tomar una atesorada fotografía de la familia.

Al igual que Grama, cada vez más de nosotros no solo esperamos, sino que suponemos que viviremos vidas largas y satisfactorias. La promesa de vivir bien en nuestros años centenarios es fácil de alcanzar. Los avances científicos están superando rápidamente nuestras expectativas, y ciertos descubrimientos importantes en los procedimientos que luchan contra la edad sugieren eludir completamente el dolor y la discapacidad asociados con el envejecimiento.

La vida larga

¿Qué hay con respecto a usted? ¿Disfrutará de una gran longevidad? Conforme a las estadísticas actuales, si vive en Japón, su pronóstico es muy esperanzador. El número de japoneses que viven más de cien años sigue aumentando extraordinariamente.[1] Las mujeres japonesas cuentan con la mayor parte de los premios centenarios, representando 87,3% de los individuos mayores de cien años. Yasutaro Koide es el hombre vivo más viejo de Japón, con 112 años; la mujer más vieja del país tiene 115.[2]

En el año 2013, la esperanza de vida promedio japonesa al nacer era de 87 años para las mujeres y 80 para los hombres, convirtiéndolos en la población más longeva del mundo.[3] Proporcionalmente, Japón tiene un número más alto de personas centenarias que cualquier país.[4]

Estados Unidos es también un buen lugar para vivir a fin de disfrutar de la longevidad. En 1992 había 36 000 personas en los Estados Unidos que tenían cien años.[5] En el 2015, los Estados Unidos tenían 71 972 individuos centenarios.[6]

En los Estados Unidos, la esperanza de vida al nacer para las mujeres es de 81 años, en comparación con 76 años para los hombres.[7] La esperanza media de vida ha aumentado de un promedio de 47,3 años en 1900 a 75,3 años en 1990.[8] Se espera que toda la población de edad avanzada aumente drásticamente. La perspectiva es que 20% de la población tenga 65 años o más para el 2030, lo cual representaría un incremento de 7% con respecto al 2010.[9]

CÁLCULO DE LAS EXPECTATIVAS DE VIDA

En el siglo veinte, la esperanza de vida de las mujeres aumentó unos treinta años. En Japón, Francia y Suecia la esperanza de vida promedio para las mujeres aumentó de 50, 62 y 67 años de edad en 1940 a 82, 81 y 80 años de edad, respectivamente, en 1990.[10]

Durante la mayor parte de la historia humana registrada, el alcance de la vida promedio estaba en el rango de 25 a 35 años de edad. Ahora superan los 70 años en los Estados Unidos. Sin embargo, estas estadísticas pueden parecer más impresionantes de lo que realmente son. El gran número de muertes infantiles, que eran un hecho grave de la vida en ese entonces, distorsiona estos números. La pronunciada disminución de la mortalidad infantil explica principalmente la mejora de la esperanza de vida en el mundo moderno. Hoy, en los Estados Unidos y Gran Bretaña, se espera que 98,6% de los bebés viva hasta los diez años, y la población en general puede esperar vivir 74,8 años. En la actualidad, la mortalidad infantil está disminuyendo, pero el gran número de abortos realizados cada día no se tienen en cuenta en la tasa de mortalidad en absoluto. Cuando se consideran los abortos, las cifras cambian drásticamente.[11]

Además, los cálculos de la esperanza de vida al nacer no son una medida exacta de cuánto tiempo puede razonablemente esperar vivir un individuo en particular. A primera vista, la esperanza de vida al nacer parece muy simple. La misma reporta la edad promedio de fallecimiento y, por lo tanto, el período de vida típico de todos los que murieron durante un intervalo de tiempo, usualmente un año. Sin embargo, cualquier cifra específica probablemente subestime la esperanza de vida de una mayoría de individuos.

HECHOS DEL PASADO

La tasa de mortalidad infantil en la antigüedad era asombrosamente alta. Muchos de los que sobrevivían hasta los diez años podrían esperar vivir, en promedio, hasta los veintiséis años. Hace solo ciento cincuenta años en los Estados Unidos y Gran Bretaña 33% de los niños habrían muerto a la edad de diez.

Hace mil años, en la isla de Ciro, la esperanza de vida al nacer era de alrededor de dieciséis años. Sin embargo, aquellos que sobrevivieron hasta los diez años parecían vivir más tiempo, tal vez hasta sus treinta y tantos. A la antigua Roma no le iba mejor. Un estudio de 9998 epitafios de los primeros romanos determinó una esperanza de vida promedio de veintidós años.

Tenemos la bendición de haber nacido en esta era. Incluso los países, las culturas y las personas consideradas menos afortunadas experimentan algunos de los períodos de vida promedio más largos de la historia.

¿POR QUÉ VIVIMOS MÁS TIEMPO?

Obviamente, la investigación médica ha contribuido a mejorar la supervivencia infantil, pero a medida que la organización social y el orden cívico prevalecieron, la tecnología mejoró el suministro de alimentos, y las guerras se hicieron más limitadas y sofisticados (relativamente pocos soldados estadounidenses murieron en la Guerra del Golfo, por ejemplo), el estado de la salud también mejoró. En resumen, las personas que viven más tiempo hoy son las que mantienen democracias estables y libres con un ambiente próspero en el que se educa y cuida a personas saludables y robustas, y donde se protege a los niños de las enfermedades, la violencia y el abandono.

Junto a la democracia, la prosperidad es el mejor pronosticador de la esperanza de vida. Aunque Estados Unidos es uno de los países más acaudalados del mundo, cae hasta el fondo de la lista, con muchas naciones, si bien todas ricas, teniendo una mayor esperanza de vida.

Suiza ocupa el segundo lugar luego de Japón. Prácticamente todo el resto del mundo industrializado y avanzado cae en una zona estrecha en cuanto a la esperanza de vida. Los períodos de vida más largos de la historia se encuentran en las democracias avanzadas de Europa Occidental, América del Norte y Asia. Alcanzar un período de vida promedio de setenta y cinco años constituye un importante logro social y cultural que se encuentra solo en una pequeña fracción en las naciones de los días modernos.

LA BRECHA DE GÉNERO CADA VEZ MÁS AMPLIA

El género es un factor importante en la longevidad que parece simple a primera vista, pero no lo es. A través de toda Europa, Estados Unidos y los países de la costa del Pacífico las mujeres sobreviven a los hombres por un gran margen. En Grecia, las mujeres viven cinco años más que los hombres; en Japón, siete años; y en los Estados Unidos, las mujeres viven cinco años más que ellos. En los países del antiguo bloque comunista, las diferencias son aún más grandes: ocho años en Hungría y unos asombrosos doce años en las repúblicas de la antigua Unión Soviética.[12]

Las diferencias persisten a pesar de que en una comunidad dada, hombres y mujeres comparten casi la misma vivienda, comida, sistema médico, condiciones sanitarias y prácticas de inmunización.

Estos hechos sugieren que la longevidad femenina puede verse influenciada en parte por la genética.

Si tales secretos biológicos pudieran desentrañarse, siete años de vida adicionales para los hombres constituirían una ganancia extraordinaria. El crecimiento constante en la ventaja femenina comenzó aproximadamente hace ciento cincuenta años. Puede ser que a través de los siglos las mujeres evolucionaran como organismos más fuertes y resistentes, capaces de soportar el trauma del parto y las tensiones adicionales que implican el cuidado de los hijos.

CÓMO SE CALIFICAN LAS DIFERENTES NACIONES

Se pueden observar diferencias incluso mayores en la duración promedio de la vida entre naciones enteras. Algunos ejemplos se presentan en el apéndice A. La esperanza de vida hoy oscila entre los ochenta y cuatro años, la más alta de todos los tiempos a lo ancho del mundo en Japón, y los cuarenta y seis años, la mínima en la nación africana de Sierra Leona.[13] Sin embargo, a pesar de lo corta que esta esperanza de vida pueda parecer, Sierra Leona todavía duplica la duración promedio de vida registrada a través de la mayor parte de la historia de la existencia humana.

Las naciones de más larga vida ingieren dietas muy diferentes, aunque todas cuentan con un montón de calorías. El líder, Japón, tiene una dieta muy baja en grasas saturadas y otros productos animales, y baja en grasa de cualquier tipo. La segunda nación más longeva, Suiza, tiene más grasa animal en su dieta que prácticamente cualquier país del mundo excepto Austria, otro país donde la vida tienen una larga duración. El tercer lugar lo ocupa Grecia, con una dieta basada en grasa monoinsaturada o aceite de oliva.

Esto sugiere que los períodos de vida más largos que el mundo ha conocido son compatibles con los tres principales patrones dietéticos, siempre que la nutrición sea completa, abundante y esté ampliamente disponible.

Aunque la duración máxima de la vida humana sólidamente establecida de 120 a 122 años es una observación reciente, este período de vida aproximado se reconoció mucho antes de los tiempos modernos.[14] Las civilizaciones antiguas describieron edades por encima de los cien años como los límites de la longevidad humana y basadas en los registros establecidos por personas. Probablemente hubo algunos individuos centenarios incluso en el pasado lejano, pero las personas que sobrevivían hasta los setenta y más eran consideradas muy viejas.[15] Miguel Ángel (1475–1564) y Tiziano (1488–1576) son dos ejemplos bien conocidos del Renacimiento, viviendo cada uno casi hasta los noventa en una época en que la mayoría de la gente moría en edades mucho más tempranas debido a las enfermedades infecciosas y la violencia.[16]

La Biblia confirma la duración máxima de la vida en ciento veinte años cuando declara: "Y dijo Jehová: No contenderá mi espíritu con el hombre para siempre, porque ciertamente él es carne; mas serán sus días ciento veinte años" (Génesis 6:3).

Si ciento veinte años es el máximo, ¿por qué no esperamos vivir así de largo?

USTED PUEDE VIVIR MÁS TIEMPO

Nuestra esperanza de vivir mucho más tiempo está aumentando. Y muchos sugieren que ciento veinte años es un punto de inicio, no realmente un tope.

Al implementar el conocimiento actual, cada uno de nosotros podría esperar prolongar su vida de treinta a treinta y cinco años. Si los mecanismos genéticos que controlan el envejecimiento, los cuales están comenzando a revelar sus secretos, son descubiertos por completo, la vida puede extenderse por cien, doscientos o incluso quinientos años.

El doctor William Regelson, del Colegio Médico de Virginia, cree que a la luz de los recientes descubrimientos debemos ser capaces de añadir treinta años saludables a la vida humana en la siguiente década. Además, a medida que aprendemos a controlar a los genes implicados en el envejecimiento, las posibilidades de prolongar la vida parecen no tener límites. Un buen amigo filosófico, Ricardo Zazueta, me escuchó hablar de estos logros probables y comentó de una manera perturbada: "¡Qué horrible! ¡Imagina el aburrimiento! El horror de vivir con la misma suegra todos esos años".

No sabemos hasta qué punto los científicos podrán invertir los mecanismos del envejecimiento y prolongar la vida. La realidad es que las investigaciones de este rompecabezas biológico se están llevando a cabo en cientos de universidades en los Estados Unidos, Europa y Asia. En California, por ejemplo, un científico ha descubierto los genes que causan el envejecimiento de la piel. En Texas, un grupo de investigadores descubrió una manera de hacer que cientos de células se reprodujeran indefinidamente. Varios grupos han descubierto genes que prolongan la vida y aquellos que la acortan. Otros han detectado los interruptores que activan y desactivan a los genes.

Los biólogos han sido capaces de duplicar y triplicar la vida de los insectos y la vida de los glóbulos rojos en los seres humanos.

Entonces, ¿cuánto tiempo podemos esperar vivir? Para comprender mejor las preguntas que se hacen los científicos, es importante obtener una comprensión profunda de lo que sucede en el cuerpo humano que causa que este se debilite, envejezca, y finalmente muera.

HACIÉNDONOS VIEJOS: LA TERCERA EDAD

La presencia o ausencia de enfermedades determina la calidad de vida en la tercera edad, la cual comienza para la mayoría de nosotros a los sesenta años. En esta tercera edad comúnmente perdemos aproximadamente el 40% de las capacidades funcionales con las que contábamos cuando teníamos entre veinticinco y treinta años.

El deterioro es principalmente físico. Por ejemplo, los huesos se descalcifican y el cartílago disminuye, lo que reduce la estatura del individuo. Esto, junto con el pobre tono muscular, crea problemas en la coordinación motora, la agilidad y el equilibrio. Cuando experimentamos estos cambios, no es raro que nos caigamos más a menudo y suframos lesiones como consecuencias de esas caídas.

Nuestros pulmones transportan menos oxígeno a las células a medida que envejecemos. La falta de oxígeno, entre otras cosas, retarda la quema de glucosa. Dado que esto es vital para la producción de energía del cuerpo, tendemos a poseer menos energía.

Además, la grasa también se acumula en todo el cuerpo

durante la tercera edad, especialmente en las arterias en forma de arteriosclerosis o endurecimiento arterial. Las consecuencias de la arteriosclerosis son la mala circulación y el transporte más lento de nutrientes a las células. El corazón bombea menos sangre hacia el cerebro, produciendo disfunción cerebral, disminución de la agilidad mental, pérdida de memoria y senilidad. Estos cambios físicos también pueden causar consecuencias psicológicas como la ansiedad y la depresión.

Si tiene más de cuarenta años, probablemente ha notado perturbadoras señales físicas de degeneración en su cuerpo. En su corazón y su mente siente exactamente lo mismo que diez o veinte años atrás, pero su cuerpo, que una vez corrió rápidamente con usted, ha comenzado a quedarse rezagado. Como la mayoría de nosotros, se ha preguntado qué se puede hacer al respecto.

Hay muchas teorías que intentan explicar por qué envejecemos, y ninguna teoría responde todas las preguntas. El proceso de envejecimiento es complejo, y para comprenderlo debemos analizarlo desde muchos ángulos. Así que démosle un breve vistazo a algunas de las teorías científicas médicas que han surgido como una ayuda para comenzar a responder sus preguntas.

Revelación de los secretos del envejecimiento

Hace treinta años los investigadores descubrieron que las células cultivadas en un laboratorio se dividen unas setenta veces y mueren. Esto sugiere que el envejecimiento y la muerte están programados en los mismos bloques de construcción de los cuales estamos conformados. Si los genes determinaban la longevidad, los investigadores pensaron que el verdadero secreto de prolongar la vida se encontraba en la regulación de esos genes y otros que controlan el colapso del cuerpo.

En 1962, a John Watson, Francis Crick y Maurice Wilkins se les otorgó el Premio Nóbel de Medicina por descubrir la estructura del ADN, la sustancia que contiene la herencia encontrada en las células. Desde ese momento los biólogos y otros científicos comenzaron a preguntarse si el cuerpo contenía un reloj biológico que determina cuándo un ser humano debe empezar a envejecer. Los doctores Calvin Harley, Carol Greider y Bruce Futcher encontraron un mecanismo genético que funciona como un reloj.[17] El tictac de este reloj depende de la longitud de los telómeros, que son hilos largos que llevan mensajes genéticos importantes que causan que las células se regeneren.

Cuando una célula se divide, pierde de cinco a veinte pedazos de los telómeros. Cuando todos los segmentos desaparecen, el mensaje se interrumpe y la célula deja de regenerarse. Por lo tanto, la longitud de estos hilos determina cuánto tiempo una familia de células vivirá.[18]

El acortamiento de los telómeros en la división celular puede también contribuir al desarrollo de enfermedades tales como arteriosclerosis, osteoartritis, osteoporosis y diabetes. Los científicos piensan que si pudieran controlar la desintegración de los telómeros, el envejecimiento podría retrasarse, y estas enfermedades serían minimizadas considerablemente.

¿Podría la desintegración de los telómeros ser el castigo que Adán y Eva recibieron?

Los científicos saben que existe una relación estrecha entre los cromosomas y los genes, que son los componentes básicos del ADN. Para entender esta relación, es útil imaginar una escalera. Cada gen representa un peldaño, y los cromosomas son las barras laterales. Toda la información hereditaria de una criatura viviente está codificada en estos sorprendentes genes.

Dios creó los cromosomas para funcionar como un programa de computadora cuyas instrucciones de inicio están escritas en los genes. Cuando los cromosomas reciben instrucciones de los genes, el programa comienza a ejecutarse. Los aminoácidos se unen y forman proteínas, que a su vez se combinan para formar células. Estas se juntan para formar una planta, un animal o un ser humano de acuerdo al modelo encontrado en el programa de los cromosomas.

Los mismos cromosomas y genes determinan los rasgos de cada uno de sus productos, en dependencia de la información que puedan llevar. En los seres humanos determinan la estatura, el color de los ojos, el coeficiente intelectual, el temperamento, las tendencias vocacionales y demás. Toda la información sobre nuestra vida está escrita en nuestro ADN.

Poseemos un total de cuarenta y seis tipos de cromosomas. Sorprendentemente, el doctor Carl Barrett descubrió que el cromosoma 1 promueve el envejecimiento. El doctor James Smith y la doctora Olivia Smith encontraron que el cromosoma 4 hace lo mismo. En una compañía de investigación de California llamada Geron, el Dr. Michael West descubrió los genes que inician el proceso de envejecimiento en las células de la piel, los vasos sanguíneos y el cerebro.[19]

Algunos investigadores afirman que aquellos que heredan una tendencia hacia la vida larga no están en verdad recibiendo un gen de longevidad en absoluto. Ellos realmente están heredando una predisposición a la longevidad que resulta de no heredar otros genes dañinos que acortan sus vidas a través de la enfermedad, como un gen causante de las enfermedades del corazón.

Hasta el momento, el único candidato posible para un gen que prolongue la vida parece ser uno que se encuentra en individuos con niveles inusualmente altos de HDL, el colesterol "bueno" que ayuda a prevenir la enfermedad coronaria.[20]

LA PÉRDIDA DE NEURONAS Y EL ENVEJECIMIENTO

Los seres humanos, al igual que otras criaturas del reino animal, están genéticamente programados para reproducirse según su tipo y criar a sus hijos hasta que lleguen a ser independientes. Muchos científicos creen que el envejecimiento es un proceso programado genéticamente, al igual que la infancia o la adolescencia. El hecho de que algunas personas vivan más tiempo que otras parece confirmar que el desarrollo humano, desde la cuna hasta la tumba, está determinada por un reloj genético que señala las diversas etapas del proceso de envejecimiento.

Al nacer, una persona posee unos doce mil millones de neuronas. A diferencia de otros tipos de células, las neuronas se reproducen muy lentamente. Y en el curso de nuestra vida perdemos un gran porcentaje de ellas. Algunos investigadores teorizan que la principal causa de envejecimiento podría ser esta pérdida neuronal, ya que el cerebro controla a todos los órganos y sus funciones. La pérdida de neuronas causa que el cerebro produzca una hormona que disminuye la capacidad del cuerpo de absorber oxígeno. Esta falta de oxígeno interfiere con la síntesis de proteínas y la división celular.

Los que se oponen a esta teoría señalan que incluso las especies que carecen de un sistema de neuronas tan complejo como el nuestro todavía envejecen de una manera muy similar a los seres humanos.

¿Pueden las células ser inmortales?

En el Centro Médico Suroeste de la Universidad de Texas, el doctor W. Wright y el doctor Shay descubrieron dos patrones genéticos a los cuales denominaron "mortalidad uno" y "mortalidad dos". Cuando la mortalidad uno fue activada, las células comenzaron a envejecer gradualmente. Cuando la mortalidad dos entró en acción, las células degeneraron rápidamente y pronto murieron. Al desactivar la mortalidad uno, los científicos podrían extender la vida de una célula entre 40% y 100%. Tarde o temprano la mortalidad dos aún entraba en acción y las células comenzaban a decaer. Sin embargo, cuando los científicos detuvieron la mortalidad dos, las células comenzaron a reproducirse indefinidamente, convirtiéndose en inmortales.[21]

Ahora la tarea es descubrir si esta reproducción puede ser controlada. Nuestros cuerpos están predeterminados por la información genética, y cada persona se desarrolla según el modelo en sus genes. En este proceso existe un equilibrio sofisticado entre la poderosa etapa de crecimiento y la etapa de regulación que les indica a las células que dejen de crecer. Si estas fuerzas opuestas no existieran en el universo, o en los seres humanos, la naturaleza se convertiría en un monstruoso desastre. Imagínese cómo sería la vida si no existieran los genes que regulan el tamaño de nuestra nariz, nuestros pies o nuestra altura. Seríamos criaturas verdaderamente horribles.

La investigación genética nos ha traído sorprendentes descubrimientos como la mortalidad uno y la mortalidad dos. Lamentablemente, los beneficios de estos descubrimientos todavía parecen fuera de nuestro alcance. No obstante, estos mismos experimentos nos han dado algunos beneficios prácticos que podemos utilizar ahora para combatir las enfermedades y mejorar nuestra calidad de vida.

Ingeniería genética: ¿estamos jugando a ser Dios?

Gracias a la investigación genética, hormonas como la insulina, que fue una vez difícil de producir, ahora se pueden hacer muy fácilmente.

Los científicos pueden "enseñarles" a las bacterias cómo fabricar estos productos. Ellos les transfieren la información genética a la bacteria, y las bacterias comienzan a producir la hormona eficazmente. Se están produciendo antibióticos, enzimas y otros medicamentos de la misma manera. Algunas bacterias son incluso entrenadas para comer petróleo y limpiar derrames como el del *Exxon Valdez*.

Sin embargo, todos estos avances tienen sus riesgos y costos, sin hablar del peligro de jugar con el proceso de creación. ¿Qué sucede cuando decidimos jugar a ser Dios? El hecho es que la mayoría de esta investigación genética se realiza en un laboratorio. Los científicos saben que lo que ocurre allí no necesariamente tiene lugar en la vida real. Todavía estamos lejos de la mayoría de las aplicaciones prácticas de la investigación genética, según mi opinión, y por lo tanto lejos de obtener la inmortalidad a través de la genética.[22]

La oxidación nunca duerme: los radicales libres y el envejecimiento

Otros científicos tienen una perspectiva diferente del proceso de envejecimiento. Según el doctor Denham Harman, profesor emérito de la Universidad de Nebraska, el envejecimiento es causado por el proceso de oxidación. Todos hemos observado cómo una manzana pelada se pone de color marrón o cómo un coche abandonado se corroe con el tiempo. Estos son resultados de la oxidación. Cuando los metales se oxidan, se vuelven herrumbrosos.

El envejecimiento humano es similar a lo que sucede con las manzanas y el metal en presencia del oxígeno. Todas las células deben contar con una fuente de energía para mantener la vida, y esa fuente es el oxígeno. No obstante, el oxígeno es una espada de doble filo. Mantiene la vida, pero al mismo tiempo puede resultar muy destructivo. Si una persona inhala oxígeno puro por dos días en lugar del aire que contiene solo veintiún por ciento de oxígeno, podría morir debido a que sus pulmones serían destruidos.

La investigación del doctor Harman lo llevó a proponer su teoría del envejecimiento en 1956. Tal teoría sugiere que las reacciones de los radicales libres causan el envejecimiento y pueden estar implicadas en los cambios de la vejez asociados con la enfermedad y el proceso de envejecimiento intrínseco. Esta teoría ha sido ahora aceptada ampliamente en los Estados Unidos y, por cierto, en el mundo entero.[23]

¿Qué son los radicales libres?

Los radicales libres están entre los agentes más capaces de dañar tu cuerpo. Un radical libre es una molécula que contiene uno o más electrones no pareados en la órbita externa. Estas moléculas reaccionan fácilmente con las estructuras biológicas, en particular los lípidos poliinsaturados de las membranas, el ADN y los aminoácidos. El oxígeno magnifica todavía más esta reacción, provocando como resultado a menudo la disfunción celular o la muerte.[24]

Cuando una molécula de oxígeno pierde un electrón, se produce energía. Este proceso desestabiliza a la molécula, como cuando se desata el nudo de un globo y este sale volando por alrededor. En su vuelo desenfrenado, el electrón liberado (radical libre) busca unirse con otro electrón a fin de estabilizarse. El radical libre resuelve su problema robándole un electrón a otra molécula.

Esto provoca una reacción en cadena que resulta en el caos celular. Las moléculas se golpean furiosamente entre sí en un esfuerzo por estabilizarse, desestabilizando además a otras moléculas en el interior de las células. Una vez que el proceso comienza, es difícil de controlar. Resulta difícil imaginar que tal devastación empiece en estas moléculas diminutas que viven solo unas pocas milésimas de segundo. Sin embargo, cada cromosoma en nuestro cuerpo recibe unos diez mil golpes de los radicales libres diariamente.

Los radicales libres también pueden interrumpir otros procesos en las enzimas y las células, como la regulación hormonal y el desarrollo de las proteínas necesarias para regular los nervios, los músculos, la piel y el cabello. La capacidad destructiva de los radicales libres es enorme, en especial porque alteran los códigos genéticos. Un solo radical libre puede dañar un millón o más de moléculas.

Los radicales libres causan muchas enfermedades, incluyendo arteriosclerosis, enfermedad de Alzheimer, cáncer, presión arterial alta, esquizofrenia, enfermedad de Parkinson, síndrome de Down, pérdida de la memoria, deficiencias cerebrales, parálisis, cataratas, artritis, enfisema y fibrosis quística. Sin lugar a dudas, los radicales libres sabotean la buena salud y aumentan el envejecimiento.[25] Investigaciones recientes han demostrado que los factores medioambientales y nutricionales, incluyendo polución, radiación, pesticidas, varios medicamentos, agua contaminada y alimentos fritos, así como el estrés físico, poseen la capacidad de producir enormes cantidades de radicales libres, lo cual resulta en lesiones de tejidos, enfermedades y envejecimiento.[26]

También se sospecha que la degeneración celular causa envejecimiento.

Toda cosa buena llega a su fin: degeneración celular

Nuestros cuerpos se regeneran por la división celular, que es el mecanismo mediante el cual nuestras células se reproducen. A medida que contamos con más años de vida, nuestras células no se reproducen tan fácilmente como cuando éramos más jóvenes. Además, cada vez que una célula se divide, el riesgo de error en este proceso aumenta. Los errores inevitables resultan en degeneración y enfermedades que socavan nuestra salud.

Por ejemplo, las células pueden llegar a ser cancerosas si sus genes no siguen las instrucciones exactas. Cuando nuestros cuerpos reconstruyen áreas donde se localizan grandes cantidades de células muertas y defectuosas, ciertas células se empiezan a reproducir muy rápidamente. Para impedir la formación de tumores, los genes supresores de tumor se involucran a fin de ayudar a asegurar que los tejidos crezcan correctamente.

Desde el nacimiento hasta la muerte, este proceso nunca se detiene. Lamentablemente, con el paso de los años, tal proceso genético se ve dañado por los radicales libres y otros contaminantes. Como resultado, la degeneración y la enfermedad socavan la salud, y se abre de par en par la puerta al envejecimiento.

Además de luchar contra los radicales libres, nuestros cuerpos también deben luchar contra los efectos de las toxinas.

El enemigo interno: toxinas acumuladas

Con el paso del tiempo nuestro cuerpo encuentra cada vez más difícil eliminar los residuos ambientales, contaminantes y materiales de desecho producidos dentro de él. Por ejemplo, como las células elaboran las sustancias más complejas a partir de las más simples—un proceso llamado metabolismo—las mismas producen toxinas. Las células (y sus órganos) se deterioran, ya que estos residuos y toxinas no se eliminan. Vamos a través de la vida acumulando toxinas que gradualmente obstaculizan las funciones importantes y causan que nuestros cuerpos se degeneren. La batalla constante a fin de eliminar las toxinas de nuestro cuerpo puede tener un costo para nuestro sistema inmunológico.

PROTECCIÓN INADECUADA: COLAPSO DEL SISTEMA INMUNOLÓGICO

Nuestros sistemas inmunológicos están conformados por alrededor de setenta millones de anticuerpos que nos protegen de los invasores internos y externos. Este notable sistema inmunológico está controlado por procesos electromagnéticos y químicos diseñados para reconocer a los enemigos, librando una guerra interminable contra virus, toxinas y contaminantes que atacan nuestro cuerpo.

En ocasiones estos ataques son tan agresivos y frecuentes que nuestros mecanismos de defensa se abruman. Si los esfuerzos químicos, biológicos y emocionales son demasiado grandes, nuestro sistema inmune se verá tan desorientado que atacará a sus propias células, lo que resulta en trastornos autoinmunes tales como la artritis, el lupus y la diabetes. Por lo general, experimentamos estas enfermedades a una edad avanzada, pero pueden ocurrir en etapas tempranas de la vida.

A través del sistema inmune nuestro cuerpo no solo combate los virus y las bacterias, sino que esta poderosa máquina también debe luchar contra los excesos a que la sometemos.

UNA MUERTE DULCE PERO TEMPRANA: DETERIORO DEBIDO AL AZÚCAR

Un exceso de azúcar en el cuerpo, especialmente de azúcar refinada, causa que las proteínas dentro de las células se peguen entre sí, un fenómeno llamado enlace cruzado. Con el tiempo, este enlace cruzado causa endurecimiento de las articulaciones, pérdida de la flexibilidad de los vasos sanguíneos y huesos frágiles. El enlace cruzado, en última instancia, causa enfermedades tales como diabetes, arteriosclerosis, enfermedad renal y enfermedad pulmonar.

Su afición a los dulces puede provocar síntomas de envejecimiento prematuro, al igual que un estilo de vida sedentario.

Úselo o piérdalo: estilos de vida sedentarios

Ejercitarse muy poco, o incluso demasiado, puede desempeñar un papel en el proceso de envejecimiento. Hace doscientos años casi todos se ejercitaban todo el tiempo, porque la mayoría de las personas sobrevivía gracias al sudor de su frente. Hoy el ejercicio es visto por los entusiastas como una actividad recreacional, y por el resto de nosotros como una forma de tortura.

Su cuerpo está en su pico físico cuando usted se encuentra entre los veinticinco y treinta años de edad. De ahí en adelante comienza a declinar. Esa declinación se acelera a través de la inactividad. Los aeróbicos, correr, caminar y las actividades deportivas ralentizan el proceso de deterioro en un 20%.

Algunos estudios sugieren que el ejercicio vigoroso reduce el riesgo de ataques cardíacos y enfermedades del corazón. Sin embargo, la actividad física excesiva también puede acortar la vida. Por ejemplo, la esperanza de vida de los jugadores de fútbol profesional es menor que la de la persona promedio.

Diversos estudios apoyan los beneficios tanto del ejercicio vigoroso como del moderado. (Vea el capítulo 9.) Tendrá que decidir cuánto ejercicio es bueno para usted como individuo, prestándole atención a lo que su propio cuerpo le dice y al consejo de su médico.

El ejercicio no solo afecta el envejecimiento, sino también la nutrición.

Usted se convierte en lo que come: inanición de nutrientes y obesidad

¿Puede la dieta de una persona acelerar el envejecimiento? La respuesta es absolutamente sí. Su cuerpo funciona dependiendo de un suministro constante de nutrientes, proteínas y otras sustancias necesarias para continuar. Aunque algunos de los elementos se producen internamente, la mayoría de ellos se obtienen de los alimentos que usted come.

A pesar de las extraordinarias capacidades del cuerpo, a menudo le resulta imposible convertir la comida chatarra y los químicos en combustible. Por el contrario, estos venenos promueven el deterioro y aceleran el proceso de envejecimiento.

Nuestros cuerpos pueden manejar al menos moderadamente las toxinas y venenos con que los bombardeamos bajo una condición: que limitemos las cantidades. No obstante, ellos parecen menos capaces de lidiar con muchos alimentos y demasiados químicos y toxinas durante prolongados períodos de tiempo. La obesidad es una causa importante de degeneración física que conduce al envejecimiento. Además, muy pocos individuos obesos viven hasta el rango superior de los gráficos de longevidad, lo cual puede ser otra razón por la que los japoneses, cuya dieta causa que sean mucho más delgados que algunos de sus semejantes occidentales, sobrevivan al resto de nosotros.

Pocos refutan el hecho de que la nutrición está directamente relacionada con la longevidad. Nosotros realmente somos lo que comemos.

Los procesos bioquímicos del cuerpo no son diferentes a la construcción de una casa. Imagine que acaba de terminar de construir la casa de sus sueños. Entonces por alguna razón se ve obligado a mudarse a un lugar lejano como el África central. Usted tiene los planos y una lista de todos los materiales, por lo que felizmente decide construir su casa en África.

Al llegar a África central, experimenta un revés importante. ¡No hay ningún establecimiento Home Depot! Los materiales que necesita no están disponibles, y los que puede encontrar no son de la misma calidad que los fabricados en su propio país. Esto no significa que no se puede construir una casa. No obstante, sí significa que su nueva casa, a pesar de haber sido construida siguiendo el mismo proyecto, no será exactamente igual a la original debido a los suministros limitados y la calidad inferior de los materiales utilizados.

Lo mismo es cierto para nuestros cuerpos. Aunque todos nuestros cromosomas y genes llevan todos los códigos correctos y la información necesaria para la construcción y sustitución de las células, si los materiales que le suministramos al cuerpo son de calidad inferior, este producirá células de reemplazo con una calidad cada vez más baja. La degeneración física es la consecuencia de comer alimentos de calidad inferior que han sido privados de sus nutrientes necesarios.

De la misma manera que una casa es tan buena como la calidad de sus materiales, el cuerpo es solo tan fuerte como la calidad de los nutrientes y otros materiales de construcción que recibe. Si una casa tiene cimientos sólidos, puede resistir los disturbios externos.

Sin embargo, si la calidad de los cimientos es pobre, o si los mismos se encuentran mal colocados, la casa puede derrumbarse. Del mismo modo, la deficiencia de un nutriente puede causar una enfermedad y la ausencia de un solo nutriente puede causar la muerte.

ENVEJECIMIENTO: EL PANORAMA GENERAL

Hemos examinado brevemente varias teorías del envejecimiento. Aquellos que están de acuerdo en que una u otra de estas teorías alargan la existencia también tienen fuertes opiniones sobre lo que acorta nuestra vida. No obstante, resulta dudoso que una sola de estas teorías contenga toda la verdad sobre el envejecimiento. El envejecimiento ocurre debido a una combinación de todos estos factores.

Todas estas teorías encajan en uno de dos modelos. Los resumiré en dos partes:

1. Factores de crecimiento. Es innegable que nuestros cuerpos están controlados por los factores de crecimiento y los inhibidores del crecimiento. Cuando somos jóvenes, nuestros cuerpos obviamente tienen una abundancia de factores de crecimiento para que crezcan con rapidez. Con el paso de los años, el equilibrio cambia. Los factores de crecimiento

disminuyen y los inhibidores del crecimiento se incrementan. Las células perdidas se reemplazan con menos células nuevas, y el proceso de envejecimiento comienza.

2. Factores de reconstrucción. Nuestros cuerpos requieren ciertos recursos para la reconstrucción de las células. Los códigos para la reconstrucción celular pueden estar en perfecto orden, pero la calidad de las células que se generan depende de la calidad de los materiales de construcción, tales como aminoácidos, vitaminas, minerales y demás. Estos nutrientes requieren la energía de carbohidratos, proteínas y grasas. Si estos elementos faltan, o si no hay energía suficiente para potenciarlos, el proceso de reconstrucción es inferior al adecuado. De esta manera también se acelera el proceso de envejecimiento.

USTED TIENE LA CLAVE

La mayoría de nosotros queremos una vida larga, feliz y libre de dolencias. No obstante, demasiados creemos que esta se obtiene por un golpe de suerte o debido a genes especiales. Este tipo de pensamiento es erróneo. Como cualquier otra cosa en la vida, la longevidad—una vida larga y buena—se logra haciendo las cosas que son beneficiosas para nosotros y evitando prácticas que resultan perjudiciales. Cada uno debe aceptar la responsabilidad por su propia salud y longevidad.

Aunque la genética y el azar juegan un papel en lo que respecta a cuánto tiempo puede esperar vivir, el principal factor determinante es usted. Una persona es capaz de afectar drásticamente la longitud y la calidad de su vida. Y el cuerpo humano es increíblemente perdonador. Incluso si usted ha tomado todas las decisiones equivocadas en cuanto a la salud hasta ahora, todavía puede causar un gran impacto si comienza hoy a realizar las acciones correctas.

Con algunas pocas excepciones, la salud prolongada es una

responsabilidad personal. Es algo por lo que nos esforzamos, no algo que se nos concede. Y la buena salud no solo tiene que ver con nuestro cuerpo, sino también abarca aspectos emocionales y espirituales que los médicos a menudo ignoran.

En este mismo momento, salvo por un incidente de destino, usted tiene todo el poder que necesita para aumentar drásticamente la duración de su propia vida. Tiene la clave de su propia longevidad, y no solo para determinar la longitud de días, sino cómo va a emplear esos días también.

A lo largo de la siguiente sección de este libro aparecen diez pasos poderosos: formas impresionantes en que puede extender la duración de su propia vida. Estos pasos se cimientan en una amplia base de verdades médicas, científicas y espirituales que puede alargar su vida treinta, cuarenta, y tal vez incluso cincuenta años o más.

La clave de su longevidad ya está en sus manos. ¡Sin embargo, con una información bien documentada y autorizada, confío en que descubrirá un nuevo poder para abrir la puerta a vivir ciento veinte años saludables!

Parte II

DIEZ PASOS PARA VIVIR MÁS TIEMPO, LUCIR MÁS JOVEN Y SENTIRSE MEJOR

Capítulo 4

PIERDA PESO Y VIVA MÁS TIEMPO

Las cenas han matado a más de los que Galeno ha curado.[1]

—GEORGE HERBERT, *JACULA PRUDENTUM*

UN CIENTÍFICO CON una bata blanca agarra una jaula grande en la que un ratón blanco delgado se alimenta de unos cuantos pedacitos de comida cuidadosamente preparada. Su vecino en la jaula próxima es regordete y robusto. No obstante, el delgado, independientemente de su tamaño pequeño, parece más vigoroso y activo que su vecino rechoncho.

Usted se encuentra ante uno de los descubrimientos más poderosos en la historia de la investigación geriátrica y del ADN. Estas jaulas contienen una evidencia que sacudió al mundo científico, una evidencia de que usted tiene la posibilidad de cambiar de una manera impresionante cuánto tiempo puede esperar vivir. Permítame explicarle.

Estos ratones han demostrado que reduciendo drásticamente la cantidad de calorías que ingerimos, mientras que al mismo tiempo mantenemos un nivel de nutrición de alta calidad, podemos agregar años a nuestra vida. En realidad, si comiéramos un tercio menos de las calorías que normalmente ingerimos, podríamos alargar nuestras vidas por cerca de veinticuatro años. Aunque han surgido muchas teorías esperanzadoras y se ha llevado a cabo una gran cantidad de investigaciones prometedoras sobre las maneras de aumentar la longevidad, esta teoría ha sido probada de una manera absoluta. El método se llama restricción calórica.

MEJORE SU SALUD

Comer una dieta muy nutritiva de 30% menos calorías puede añadir 30% más de tiempo a la duración de su vida, además de mejorar su buena salud en general. Eso significa que si usted espera vivir el promedio de setenta y cinco años, puede incrementar esa cantidad a 97,5 años simplemente comiendo menos...¡y puede vivir más saludable también!

¿Esto le parece una exageración? Consideremos esta investigación asombrosa.

INVESTIGACIÓN INNOVADORA PODEROSA

Los experimentos con ratones han demostrado que las dietas bajas en calorías bloquean los genes que hacen que las células envejezcan. Se ha probado que restringir de manera drástica las calorías, junto con el empleo de una dieta rica en nutrientes, alarga radicalmente la vida de ratas y ratones.

Este método también se está estudiando en los monos. Sin embargo, algo de esta investigación no es nuevo en absoluto.

En 1939, C. M. McCay y un equipo de científicos informaron sobre la asombrosa relación entre la duración de la vida y la cantidad de calorías que ingerían ratas y ratones.[2] La vida de estos roedores fue extendida en un tercio al reducir de forma drástica las calorías. Cuando estos experimentos se llevaron a cabo por primera vez, los resultados fueron vistos como nada más que una curiosidad interesante. No obstante, con el tiempo este descubrimiento constituiría el fundamento de una información novedosa sobre el envejecimiento, una información que puede ayudarlo a vivir más tiempo y a mantener su juventud y vigor durante sus últimos años.

DESCUBRIMIENTOS INCREÍBLES A
PARTIR DE LOS ANIMALES

El doctor Leon Chaitow habla del doctor Roy L. Walford, un profesor de patología de la Escuela de Medicina de la Universidad de California en Los Ángeles, que descubrió que los ratones alimentados con tanto como 50% menos de calorías vivían casi el doble que los ratones con dietas normales. Usted podría pensar que reducir drásticamente las calorías los volvería débiles y enfermos. ¡Pues no! Estos hambrientos roedores en realidad eran más sanos y fuertes.[3]

La obesidad robará años de nuestra vida. Algunos investigadores afirman que restringir las calorías de manera drástica no alarga realmente nuestra vida, sino que nos permite alcanzar nuestro verdadero potencial de longevidad. Sigue habiendo controversia sobre lo que es y lo que no es "normal", con algunos argumentando que debido a que la esperanza de vida de los animales salvajes es más corta que la de aquellos que viven en condiciones de laboratorio "ideales", lo que los experimentos están logrando es una extensión real del término de vida natural.

Otra forma de considerar esto es diciendo que cuando los animales experimentan las mejores condiciones en el medio salvaje (alimentación adecuada y ausencia de peligros por parte de los depredadores y condiciones climáticas extremas, por ejemplo), este estado es aún más "natural" que las condiciones del laboratorio. Tal hábitat perfecto podría resultar en una vida más larga que se ha conseguido solamente en las condiciones del laboratorio.

Sin embargo, ¿no es antinatural alterar las necesidades básicas como la comida? ¿Y puede ser considerado como algo natural lo que sucede en un laboratorio? Tal vez no. Pero estos sorprendentes resultados apuntan a formas en que los hábitos cotidianos podrían modificarse para darnos los beneficios de una vida más larga y saludable. Después de todo, es poco natural que purifiquemos nuestra agua potable. No obstante, justo de esta manera, las modificaciones a nuestros patrones de alimentación podrían convertirse en la norma, y aunque parezcan "antinaturales", tales cambios podrían permitir que nuestro potencial de longevidad verdadero emerja.[4]

En otras palabras, podríamos tener la capacidad de vivir más justo ahora, pero reducimos nuestras vidas debido a cuánto comemos, aunque lo consideramos normal. ¡Somos una sociedad sobrealimentada y desnutrida! Los científicos están rápidamente descubriendo nuevos terrenos a través de los ojos penetrantes de nuevos métodos dinámicos de investigación.

MÉTODOS INNOVADORES

Thomas Prolla y Richard Weindruch, del Centro Médico de la Universidad de Wisconsin y el Hospital de la Administración de Veteranos en Madison, introdujeron un nuevo método revolucionario para estudiar el envejecimiento en uno de sus artículos.

En el nuevo estudio, Prolla y Weindruch utilizaron muestras de ADN para mostrar una serie de cambios genéticos en el tejido muscular causados por el envejecimiento en ratones alimentados normalmente y en otros a los que se les había restringido las calorías. Este nuevo método de estudiar el envejecimiento es el más importante avance en la historia de la investigación sobre el envejecimiento. Por primera vez los científicos pueden ver los efectos de miles de genes en ratones normales y comparar tales efectos con los de los ratones a los que se les han restringido las calorías y cuyo envejecimiento se ha ralentizado.[5]

En otras palabras, los científicos han descubierto una manera de observar los genes tan de cerca que pueden percibir lo que el envejecimiento les hace. Así están comparando los genes de los ratones cuyas calorías son restringidas con los de aquellos cuyas calorías no se reducen.

Prolla y Weindruch han cambiado radicalmente el campo de la investigación del envejecimiento para siempre. Este método impactará de modo extraordinario toda la investigación futura en este campo. Cuando miles de gerontólogos y médicos comiencen a aplicar esta nueva metodología al envejecimiento, se producirá una rápida explosión en nuestro conocimiento. Podemos esperar que el proceso de envejecimiento humano comience a revelar incluso sus secretos más profundos en un futuro muy cercano.[6]

Permítanme describir cómo funciona su método. Estos científicos han añadido la nueva tecnología en la investigación del ADN a las técnicas de reducción calórica descubiertas en 1939. Al hacerlo, han desarrollado la capacidad de investigar el envejecimiento al nivel celular más profundo a fin de comprender verdaderamente por qué algunas células envejecen y otras no.

El Dr. Prolla dijo:

> Hemos utilizado la nueva tecnología de secuencias de ADN para examinar el nivel de expresión de miles de genes durante el proceso de envejecimiento. Lo hicimos en ratones, comparando ratones de cinco y treinta meses de edad. Hemos aprendido más en los últimos tres meses que en los últimos tres años.
>
> La ventaja principal con los chips de ADN es que estamos observando básicamente todos los genes conocidos, todos los genes que han sido bien caracterizados. Comenzamos el experimento sin suponer que este gen o ese otro cambiarían con el envejecimiento. Solo los probamos a todos a la vez y vemos cuál es el resultado. Obtenemos un resultado que no está sesgado por nociones preconcebidas. Quiero decir, la única hipótesis inicial es que habrá algunos cambios con el envejecimiento. Solo sabemos cuáles son los cambios después de hacer el experimento.[7]

Este método les permite a los científicos tener una visión más amplia de lo que ocurre durante el envejecimiento a nivel genético. El viejo método funcionaba como la historia de los tres ciegos que examinaron a un elefante. El que estaba frente a la trompa pensó que se parecía a una serpiente; el de la pierna pensó que se parecía más un árbol; el último junto a los colmillos pensó que se parecía a una lanza. Estos nuevos métodos permiten ver toda la imagen a la vez.

Al observar a un nivel molecular de esta manera, los científicos pueden averiguar rápidamente qué factores aumentan el envejecimiento y cuáles lo retardan. Además, pueden probar el impacto del envejecimiento sobre un órgano particular, como la piel.

Esta técnica constituye un gran avance para la comprensión de las enfermedades. Pero también, y lo que resulta más importante, constituye una manera de medir el proceso de envejecimiento. La única forma en que puede invertir el proceso de envejecimiento es si realmente tiene una manera de medirlo. Y con este método finalmente lo hacemos.[8]

El uso de animales ha sido una parte importante de este esfuerzo de investigación. Permítame explicar cómo.

CON UNA PEQUEÑA AYUDA DE NUESTROS AMIGOS LOS ANIMALES

Lo crea o no, la salud del cuerpo de una rata es muy similar a la de los humanos. Sir Robert McCarrison encontró que la salud y el bienestar de las ratas siguen de cerca a la de los seres humanos cuando se alimentan con dietas muy similares. Por lo tanto, se espera que los resultados de los estudios con ratas sean un paralelo de lo que sucede con los seres humanos. En todos los principales estudios de extensión de la vida, la restricción de calorías unida al aumento de los nutrientes esenciales causó que la vida de los animales aumentara tanto como de 40% a 85%. Y sorprendentemente, a pesar de que los animales fueron alimentados con menos calorías, no se cansaron ni se pusieron letárgicos. La esperanza de vida aumentó increíblemente sin ningún efecto negativo sobre la vitalidad o la salud. En cambio, los animales involucrados usualmente parecían más contentos, alertas y vitales que otros animales que recibieron una alimentación sin restricciones.[9]

LA DIETA RESTRINGIDA IDEAL

Entonces, ¿qué comían las ratas? Muchas dietas diferentes han sido utilizadas a lo largo de los años para obtener estos maravillosos resultados, pero las ratas de este estudio se alimentaron con dietas que contenían cantidades adecuadas de proteína y todos los demás nutrientes, y solo con 40% a 70% menos de calorías que los animales a quienes se les permitió el acceso libre a la comida ilimitada.

El doctor Weindruch y el doctor Roy L. Walford, profesor de patología en la Escuela de Medicina de la Universidad de California en Los Ángeles, advierten que una dieta ideal para construir un cuerpo grande y madurar con rapidez no es necesariamente una dieta ideal para la longevidad, la cual busca retrazar los relojes biológicos de los animales implicados. Por lo tanto, resulta importante ser consciente de tales diferencias, ya que seguir una dieta que afecte su propia longevidad podría ser menos que ideal si usted desea lograr un tipo de cuerpo como el del Sr. Universo.

Una mirada a las etapas del crecimiento

Se estudiaron diferentes ratas: algunas adultas, algunas infantes y otras con diversas condiciones de salud. Cuando las ratas adultas fueron alimentadas con dietas restringidas, los científicos consideraron que ellas eran las que más representaban lo que podría suceder con las personas. Los mejores resultados tuvieron lugar cuando la restricción dietética se introdujo gradualmente. En uno de sus primeros estudios los investigadores alimentaron normalmente a ratas y ratones adultos de larga vida con una dieta isonutriente que les proporcionó solo 60% de las calorías suministrada a las ratas normales. La duración de la vida aumentó entre 10% y 20%, con algunos ratones sobreviviendo unos asombrosos cuarenta y siete meses.

Las ratas infantes que siguieron dietas con restricciones calóricas no experimentaron una enorme ganancia en la duración de la vida. De hecho, las ratas que comenzaron en la edad madura o a principios de la edad adulta alcanzaron alrededor del 90% de la ganancia de las ratas que se iniciaron en la infancia. En realidad, las ratas infantes tuvieron problemas. Las ratas que comenzaron en la infancia experimentaron un crecimiento atrofiado y un inicio tardío de la pubertad. Así que, comenzar más tarde en la vida tiene beneficios mucho mayores sin los efectos negativos secundarios.

Más tarde, las ratas propensas a las enfermedades recibieron dietas restringidas en calorías. Cuando estos animales normalmente de corta vida recibieron muchos menos calorías según el plan, los niveles de mala salud se redujeron de manera extraordinaria (las enfermedades autoinmunes que afectan a los riñones, por ejemplo). Los animales con restricciones calóricas también mostraron un aumentó en su actividad y sobrevivieron en gran medida a sus contemporáneos que fueron alimentados con dietas normales.

Los investigadores más prominentes están de acuerdo en que no hay dudas de que los métodos de restricciones dietéticas funcionan. Ellos alargan la vida y reducen las enfermedades en una especie animal tras otra que ha sido analizada. Como resultado, los científicos afirman que no hay razón alguna para suponer que estos resultados no se aplicarán también a los seres humanos.

Ya existe una fuerte evidencia que indica que sí.[10]

¿LAS PERSONAS MÁS DELGADAS VIVEN MÁS TIEMPO?

Tales estudios con ratas y ratones son muy interesantes, y estoy de acuerdo en que estos animales probablemente envejecen exactamente como los seres humanos. Sin embargo, a fin de saber en realidad si los métodos de restricción de calorías funcionan para las personas, los investigadores necesitaban encontrar poblaciones humanas donde probarlos.

La búsqueda de grupos poblacionales que viven siguiendo dietas restringidas similares a las que se les dio a los animales obtuvo algunos resultados interesantes. Varios grupos de población alrededor de todo el mundo se han ganado la reputación de tener una larga vida inusual. Estos grupos incluyen al pueblo sudamericano de Vilcabamba, los pueblos caucásicos centroeuropeos y el pueblo hunza del Himalaya. Así que los investigadores decidieron examinar más de cerca lo que estas personas estaban comiendo, y en particular cuánto comían. Ellos encontraron que las dietas de estos grupos eran similares en varios aspectos, en especial en lo que respecta a las cantidades bajas en calorías. Los individuos de estos tres grupos tendían a consumir aproximadamente la mitad de la cantidad de calorías que los adultos consumen en Estados Unidos. Los hombres ingerían alrededor de 1600 a 1900 calorías por día, en comparación con 3300 calorías para los hombres de todas las edades en los Estados Unidos.[11] La ingesta baja en calorías de estos tres grupos ciertamente ayuda a demostrar que existe un vínculo entre la longevidad y las calorías restringidas.

EVIDENCIA HUMANA PERFECTA

Se encontró un grupo casi perfecto de personas cuya dieta se asemejaba mucho a la dieta restringida en calorías. Ellos eran los individuos que viven en la isla de Okinawa. Weindruch y Walford examinaron a este grupo de personas con gran detalle para ver cómo se comparaban con los estudios en los animales.[12] La evidencia resultó poderosa.

Lo que hizo el estudio aún mejor fue que los okinawenses han mantenido registros legales excelentes y exactos de los nacimientos y muertes desde 1872. Los investigadores podían determinar exactamente cuánto tiempo habían vivido todos. Además, el Ministerio Japonés del Bienestar y la Salud había estado estudiando los hábitos alimenticios de diferentes hogares durante muchos años eligiéndolos aleatoriamente a lo largo y ancho de todo el país. Esto les dio a los investigadores una fuente más de información que utilizar.

Lo más interesante es el hecho de que una mayor cantidad de okinawenses viven más allá de su centésimo cumpleaños que otros japoneses. Si bien Japón en su conjunto tiene ciudadanos con una vida de larga duración en comparación con el resto del mundo, los habitantes de Okinawa sobreviven a los otros japoneses por un gran margen. Por ejemplo, de cada cien personas que mueren cada año por apoplejías, cáncer y enfermedades del corazón en Japón, solo cincuenta mueren en Okinawa.

El pueblo de Okinawa también parece ser particularmente resistente a las enfermedades autoinmunes. Sin embargo, esto no se debe a atributos genéticos locales, sino a que estas personas simplemente disfrutan de un mejor nivel de salud general. Los escolares de Okinawa solo ingieren 62% de las calorías que consumen el resto de los japoneses por día: alrededor de 1300 calorías diarias.

Esta característica de un consumo de bajas calorías en los niños concuerda muy estrechamente con los modelos de restricción dietética durante las primeras etapas de vida en las investigaciones con animales.

EVIDENCIA CHINA

La evidencia de Okinawa no es única. En 1982, el doctor Z. Ho de la United Nations University, Massachusetts Institute of Technology, compartió sus hallazgos investigativos sobre la dieta de un pueblo de una apartada región montañosa del sur de China cuya vida resulta sorprendentemente larga.[13]

Examinó los hábitos alimenticios de cincuenta personas entre las edades de 90 y 104 años (con una edad promedio de 94) que comían principalmente gachas de maíz con verduras y aceite tres veces al día. Las principales verduras en su dieta incluían maní, batata y arroz. Aunque sus opciones de comida eran muy limitadas y su consumo de calorías estaba muy por debajo de lo que consideran adecuado los dietistas occidentales, comían suficiente proteína—alrededor del 10% de su ingesta total de alimentos, promediando entre 0,8 y 1,1 gramos de proteína por kilogramo de peso corporal—para no mostrar signos de deficiencia de vitaminas.

Otro grupo de personas proporcionó un punto de vista inesperado en cuanto a los resultados de la restricción calórica.

ESTUDIO BIOSFERA CON PERSONAS

El doctor Roy L. Walford estudió los efectos de una dieta baja en calorías y rica en nutrientes seguida por la tripulación de ocho miembros que participó en Biosfera 2, un experimento para determinar si la gente puede vivir en el espacio, llevado a cabo de 1991 a 1993. Biosfera es una investigación sin fines de lucro afiliada a la Universidad de Columbia. Él era un miembro del equipo y sirvió como su médico dentro del recinto de vidrio y acero llamado Biosfera 2. Durante los dos años del experimento ridiculizado a menudo, el equipo cultivó casi toda su propia comida.

La tripulación de Biosfera ingirió una dieta que duplicaba la dieta de calorías restringidas que se le suministró a los roedores. Ellos perdieron un promedio de veintiuna libras cada uno a través de un menú bajo en grasa de frutas y verduras principalmente, con pequeñas cantidades de huevos, pescado, cerdo, pollo y carne de cabra. "La naturaleza de la dieta duplicó lo que mostró en los roedores en cuanto a disminuir la incidencia de cáncer, diabetes y otras enfermedades relacionadas con la edad y retrasar el envejecimiento", dijo Walford.

El experimento Biosfera 2 sugiere que la reducción severa de calorías en los seres humanos no es perjudicial para la salud, siempre y cuando la dieta sea nutritiva.[14]

LA RESTRICCIÓN DE CALORÍAS MEJORA LA SALUD

Además de vivir más tiempo, una dieta restringida en calorías tiene otros beneficios positivos. Reducir las calorías en un 30% hace que tanto las personas como los animales sean más saludables.

Los científicos encerrados durante dos años dentro de Biosfera 2 descubrieron que su dieta restringida de alimentos densos en nutrientes mejoró su colesterol, el conteo de glóbulos blancos, la presión arterial y la glucosa durante ese tiempo.[15] Sin embargo, estos niveles volvieron a subir después de que salieron y regresaron a los antiguos hábitos alimenticios.[16]

EFECTOS DEL AUMENTO DE ENERGÍA

¿Reducir drásticamente sus calorías hace que se sienta cansado y letárgico? ¡Los investigadores dicen que no!

Los monos con dietas restringidas en calorías también disfrutaron de una mejor salud. El doctor Richard Weindruch, líder en la restricción calórica con los monos, afirma que sus chimpancés pueden vivir hasta cuarenta años y justo ahora están entrando en la última mitad de la edad. Él no sabrá hasta dentro de otros diez a veinte años si los monos hambrientos viven más tiempo que los monos a los que se les permite comer lo que les gusta. Sin embargo, los chimpancés muestran menos casos de diabetes, menos signos de artritis y menos síntomas de enfermedades vasculares.

Aún así, los monos flacos son tan activos como sus vecinos totalmente alimentados.

Los estudios con ratones también apoyan las afirmaciones de que la restricción calórica produce un aumento de energía. Aquellos que podían comer todo lo que querían se volvieron sedentarios, mientras que los que comían menos continuaron teniendo energía para ejercitarse.[17]

¿POR QUÉ FUNCIONA LA RESTRICCIÓN DE CALORÍAS?

Todos estos estudios han demostrado que la restricción de calorías funciona. Sin embargo, ¿por qué es así? ¿Qué sucede en el cuerpo para aumentar la longevidad cuando dejamos a un lado los cubiertos?

Protección contra los estragos de las toxinas y el estrés

No se sabe exactamente por qué comer menos aumenta la duración de la vida, pero los expertos tienen varias teorías. Algunos creen que el proceso de convertir calorías en energía acumula toxinas en el cuerpo, mientras que otros opinan que la restricción dietética reduce los niveles de estrés causados por la oxidación. No hay dudas de que el estrés en cualquier forma produce grandes estragos. Parece que el trabajo estresante del cuerpo al procesar calorías puede exigir un costo en años y vitalidad.

Menos daño de los radicales libres

Comer menos calorías reduce el daño de los radicales libres en los seres humanos y los animales.[18] Esta reducción general de las lesiones celulares por parte de los radicales libres amplía extraordinariamente la vida de los mamíferos.

Cuando comemos más calorías, nuestro metabolismo aumenta. Algunos investigadores creen que este aumento en el metabolismo es lo que causa un incremento impresionante en el número de radicales libres que se liberan en el cuerpo.[19] Como ya hemos visto, los radicales libres son los principales contribuyentes del proceso de envejecimiento.

Reducción del daño en el ADN

Además de reducir los daños causados por los radicales libres, la restricción de calorías reduce el daño en el ADN. C. M. McCay y sus compañeros de trabajo creen que consumir menos calorías afecta el índice del daño normal al ADN de una persona, lo que a su vez causa el envejecimiento.[20]

Los investigadores hicieron una comparación entre los cambios relacionados con la edad en la actividad génica de ratones alimentados con dietas de calorías restringidas (75% menos de energía a partir de los alimentos) y los de ratones con dietas normales. Los resultados fueron absolutamente fantásticos. Según los investigadores, las dietas bajas en calorías impidieron total o parcialmente 84% de los cambios genéticos principales que habitualmente observan los científicos.

El envejecimiento es muy destructivo para los genes. El doctor Thomas Prolla dijo: "A nivel molecular, el envejecimiento normal parece un estado de lesión crónica". Él y sus colegas han analizado más genes con respecto al envejecimiento que todos los investigadores anteriores.[21]

La reducción de las cantidades diarias de alimentos disminuye las lesiones celulares e impulsa nuestros mecanismos de reparación celular, resultando en vidas más largas y saludables.

ENCENDAMOS UNA LUZ

Las horas y horas de investigación sobre la restricción calórica han aclarado las cosas de muchas maneras. No solo sabemos con certeza que comer menos alargará nuestras vidas, sino que también estamos descubriendo una serie de otros beneficios. A continuación se enumeran algunas de las muchas promesas de la investigación en cuanto a la restricción de calorías.

Desarrollo de medicamentos

Los investigadores ahora esperan que sea posible elaborar medicamentos para imitar los efectos de comer menos, de modo que todos no tengamos que pasar hambre a fin de obtener los beneficios para la salud.[22] Sin embargo, ¿cuántos de nosotros no podríamos recibir un poco de ayuda con solo empujar nuestro plato lejos un poco antes?

Esta investigación también puede resultar en productos innovadores para la piel que realmente nos mantendrán luciendo mucho más jóvenes.

Tratamientos farmacológicos para la piel y otros órganos

En una entrevista con Reuters Health, el Dr. Richard Weindruch dijo que estos últimos resultados podrían ayudar a encontrar tratamientos farmacológicos que "retardan el proceso de envejecimiento [...] sobre una base específica de tejido". En otras palabras, la piel, el corazón y otros órganos podrían ser tratados a través de la restricción de calorías.

La investigación sobre la restricción de calorías también puede afectar las enfermedades que resultan del envejecimiento como el Alzheimer.

Comprensión de las enfermedades relacionadas con el envejecimiento, como el Alzheimer

Un equipo de la Universidad de Wisconsin-Madison ha estado alimentando monos con una dieta baja en calorías durante años para ver si existe un vínculo entre la ingesta calórica y las enfermedades relacionadas con la edad.[23] Aunque sus hallazgos todavía están muy lejos de ser concluyentes, una contribución reciente de fondos los ayudará a ampliar este estudio. Pronto podremos escuchar sobre algunos avances significativos en la enfermedad de Alzheimer, los problemas del corazón y otras afecciones relacionadas con el envejecimiento.

La investigación sobre la restricción de calorías no solo beneficia a los ancianos. Esta información tan importante resultará útil para todos nosotros, sin importar nuestra edad.

Investigación sobre el cáncer

Sorprendentemente, los ratones que estudiaron los investigadores que experimentaron una restricción de calorías presentaron menos de la mitad de incidencia de cáncer comparados con los ratones alimentados normalmente. La diferencia resultó asombrosa. La incidencia general de tumores fue de 78% en el grupo de control frente al 38% en el grupo al que se le restringieron las calorías.[24] Esto sugiere que existe un vínculo entre comer en exceso y el cáncer.

MÁS BENEFICIOS DE LA INVESTIGACIÓN INNOVADORA

Conocimiento significativo sobre el daño de la sobrealimentación de los niños

Weindruch y Walford informaron que los métodos de extensión de la vida por medio de la dieta son más exitosos en animales que no han sido sobrealimentados en épocas más tempranas de la vida. Los animales que respondieron mejor cuando siendo adultos se sometieron a patrones de alimentación con restricciones dietéticas fueron aquellos que maduraron lentamente y no habían tenido sobrepeso temprano en la vida. El mensaje para los padres es claro: mantengan una óptima ingesta de alimentos con sus hijos (y los tipos de alimentos adecuados) sin permitir que la obesidad temprana aparezca.[25]

Toda esta investigación ciertamente va en contra por completo de las tendencias actuales de alimentación que nos animan a cargar a nuestros niños con grandes cantidades de calorías poco nutritivas. Lo que necesitamos hacer es alimentarlos a ellos—y a nosotros mismos—con menos calorías más ricas en nutrientes.

Los resultados de la investigación sobre la restricción de calorías son sin dudas emocionantes cuando nos damos cuenta de que los científicos están en realidad comenzando a controlar la duración de la vida de una persona. Los métodos de estudio prometen abrir nuevos panoramas de conocimiento y entendimiento.

Una explosión de información reunida a partir de los métodos de estudio

El poder de este método de restricción de calorías conducirá a una explosión sin precedentes de nuevos datos sobre las causas y los mecanismos fundamentales del envejecimiento. Este método puede ser (y será) utilizado en primates (incluyendo a los seres humanos) así como en roedores, lo cual revolucionará el campo de la investigación del envejecimiento y conducirá casi con certeza a tratamientos altamente potentes para retardar y tal vez incluso revertir el envejecimiento en los seres humanos en un futuro previsible.

No obstante, pocos de nosotros deseamos vivir más tiempo sin los beneficios de mantener nuestra juventud. Las técnicas de restricción de calorías pueden abordar las cuestiones sobre el mantenimiento de la juventud también.

Cómo mantenerse joven por más tiempo

Los investigadores afirman que los ratones sometidos a restricciones calóricas no solo viven más tiempo, sino también se mantienen más jóvenes. Estos ratones permanecen más jóvenes por más tiempo al ser evaluados teniendo en cuenta varios marcadores sensibles a la edad, los cuales incluyen envejecimiento del sistema inmune, proteínas en el cristalino del ojo, actividades de la enzima hepática, y aprendizaje y comportamiento. ¡Así que comer menos calorías no solo prolonga nuestra vida, sino que nos ayuda a lucir y sentirnos mejor también![26]

¿Cómo se aplica esto a usted?

Usted puede estar pensando: "Bueno, la restricción de calorías parece genial para ratas y monos, sin embargo, ¿qué hay con respecto a mí? ¿Puede ayudarme la restricción de calorías a vivir más tiempo? Si es así, ¿cómo utilizo este método sin correr peligro?".

James F. Nelson, profesor asociado de fisiología en el Centro de

Ciencias de la Salud de la Universidad de Texas en San Antonio, está analizando qué mecanismos biológicos podrían estar actuando en la restricción de calorías. Él aseguró que se observan los mismos beneficios físicos en casi todos los animales que se han sometido a dietas bajas en calorías: vidas más largas, menos enfermedades y más energía. En otras palabras, restringir las calorías tendrá el mismo efecto en su vida.[27]

El doctor Roy L. Walford está totalmente de acuerdo. Él dice que comer menos calorías y una dieta rica en nutrientes puede muy bien retardar el envejecimiento y promover una mejor salud para todos nosotros.

Algunos investigadores advierten que los efectos a largo plazo de una dieta extremadamente baja en calorías no se conocen; por lo tanto, usted no debería comenzar sin la supervisión de un médico. Weindruch le sugiere a cualquier persona que intente una reducción drástica en la ingesta de calorías que lo haga con precaución. Propone que aquellos "que eligen seguir dietas con restricciones calóricas deben trabajar de cerca con nutricionistas expertos para evitar la desnutrición".[28]

¿Está pensando en seguir una dieta restringida en calorías sin supervisión? Saber cuántas calorías reducir sin causar un impacto negativo en su salud es un poco difícil. Varias variables están involucradas, como su tamaño y nivel de actividad. Sin embargo, según el Dr. Walford, incluso una reducción de 10% puede ser beneficiosa.[29]

No reduzca drásticamente las calorías que ingiere a menos que esté bajo el cuidado de un médico. No obstante, probablemente pueda darse el lujo de comer mucho menos comida que la que consume. Le sugiero que rebaje hasta llegar a su peso ideal, o incluso ligeramente por debajo de él, mientras mantiene su niveles de nutrientes y proteínas altos. Esa porción adicional de pizza puede saber muy bien, pero podría disminuir un poco la duración de su vida y una buena salud prolongada.

¡He aquí la primera clave para mantenerse más joven, sentirse mejor y vivir más tiempo a cualquier edad: bajar de peso!

Capítulo 5

COMAMOS A FIN DE ALCANZAR LA LONGEVIDAD

Aquí yace cortada como fruta aún no madura
La esposa del diácono Amós Shute;
Ella murió por beber demasiado café
Anny Dominy mil ochocientos cuarenta.

—Epitafio escrito en una lápida

¿Alguna vez ha luchado para hacer la línea en el mostrador de los mariscos en Shoney's? La próxima vez que lo haga, mire a su alrededor por un minuto para observar lo que el método popular de nutrición de hoy le está haciendo a los cuerpos de todos. Esto le permitirá abrir los ojos.

Todo el mundo parece estar cada vez más pesado y más pesado, y tiene una piel que parece cada vez más macilenta, ceniza y pálida. La forma en que nuestra sociedad entiende y piensa sobre la nutrición nos está llevando a una tumba temprana.

Mientras examinamos la nutrición en este capítulo, quiero que considere con cuidado cómo piensa con respecto a los alimentos y por qué come lo que come. Parece que todos estamos a la deriva en un mar de pensamiento enfermizo, o de falta de pensamiento, en cuanto a la nutrición y el propósito de los alimentos. A medida que se familiarice con la nutrición y lo que realmente le hace a su cuerpo, espero que determine adoptar un nuevo compromiso con una manera completamente nueva de enfocarse en los alimentos y su salud.

Un visitante que llega al Hospital Oasis de Esperanza en Tijuana puede entrar al comedor cualquier día de la semana y encontrar arreglos atractivos de verduras frescas cultivadas orgánicamente en bandejas y fuentes. El compromiso de nuestro hospital de consumir alimentos cultivados orgánicamente forma parte de nuestro enfoque holístico en el tratamiento del cáncer. Sin embargo, consumir una dieta con abundancia de frutas y verduras frescas orgánicas tiene otro poderoso beneficio. ¡Esta dieta alargará su vida y lo ayudará a mantenerse luciendo y sintiéndose más joven! Se ha probado médicamente que la nutrición es un medio poderosamente eficaz de aumentar la longevidad.

Si nos alimentamos de forma adecuada, podríamos prolongar nuestra vida entre treinta y treinta y cinco años. El doctor William Regelson, del Colegio Médico de Virginia, señala que a la luz de los recientes descubrimientos nutricionales y neuroendocrinos, deberíamos ser capaces de añadir treinta años sanos a la vida humana dentro de la próxima década.[1]

¿Dónde está la prueba? Los japoneses son la población de mayor longevidad en el mundo. Según Shigeo Takahashi, del Instituto Nacional de Población y Seguridad Social, los japoneses le deben su sorprendente longevidad a su dieta natural y nutritiva de frutas frescas y verduras frescas y ligeramente cocidas, carbohidratos complejos, pocas grasas y muy escasa carne roja.[2]

COMA PARA VIVIR MÁS TIEMPO

Si usted es como la mayoría de los estadounidenses, y los mexicanos también, llena su plato con montones de carbohidratos procesados, y también mucha azúcar refinada, montones de grasas saturadas y libras de carnes rojas pesadas. Tales hábitos dietéticos están acortando la duración de nuestra vida. Observar a los japoneses podría ayudar a los occidentales.

Una dieta de frutas frescas, verduras, carbohidratos complejos y proteínas sanas extenderá su vida de dos maneras.

1. Dado que la mala nutrición y los factores dietéticos poco saludables contribuyen a la enfermedad,

cambiar la forma de comer puede salvarlo de una muerte prematura.

2. Apoyar a su sistema inmunológico con una dieta saludable realmente alargará la duración esperada de su vida. ¡Además de vivir más tiempo, en realidad lucirá más joven y se sentirá mejor también!

Las enfermedades del corazón causadas por nuestros malos hábitos alimenticios están causando grandes estragos. Según el Centro Nacional de Estadísticas de la Salud, si las enfermedades cardiovasculares fueran eliminadas, el promedio de vida aumentaría en casi diez años.

La investigación y los hallazgos epidemiológicos demuestran que las enfermedades del corazón, la hipertensión, así como el cáncer de mama, próstata, páncreas, ovarios, endometrio y colon, están directamente vinculados a unos hábitos nutricionales inadecuados. Además, estas enfermedades son la causa de alrededor de 60% de todas las muertes prematuras. ¡Si quiere vivir más tiempo, sentirse mejor y lucir más joven, cambie la manera en que come!

EL SECRETO DE LA NUTRICIÓN EQUILIBRADA

Algunas personas le dirán que todo el alboroto sobre la nutrición es exagerado, que en realidad no importa lo que usted come. Si consume comidas regulares con pan, algunas verduras o salsas y carne, su cuerpo obtendrá todo lo que necesita. ¡Eso no es verdad! Y voy a explicarle por qué.

Su computadora es una máquina compleja, y necesita muchas cosas para mantenerse funcionando: energía a través de la electricidad, baterías, un software, mantenimiento adecuado y mucho más. Pues bien, su cuerpo es mucho más complejo que cualquier máquina hecha por el hombre. En el complejo proceso de lograr que su cuerpo prosiga funcionando sin problemas, lo que come suministra lo necesario para mantener a cien billones de células haciendo las millones de cosas diferentes que hacen.

Lo que usted no percibe es que su cuerpo resulta tan increíble que puede encontrar maneras de seguir funcionando incluso sin lo que necesita. Sin embargo, a largo plazo esta carencia nutricional provocará un gran número de enfermedades, la muerte temprana y un envejecimiento prematuro. Cuánto tiempo y qué tan bien vivirá mañana se ve afectado de manera directa por lo bien que está alimentando a su cuerpo hoy.

MACRONUTRIENTES Y MICRONUTRIENTES

Lo que come se puede dividir en dos grupos de nutrientes considerando cuánto el cuerpo necesita para funcionar correctamente. Aquellos que necesitamos en grandes cantidades se llaman macronutrientes, o nutrientes de alto volumen. Las proteínas, los carbohidratos y las grasas son macronutrientes.

Cuando hablamos de nutrientes, por lo general pensamos en carbohidratos, proteínas y grasas. Solo pensamos ocasionalmente en las vitaminas, pero es un conocimiento común que 80% de la actividad celular depende de los micronutrientes, o vitaminas y minerales.

Una dieta equilibrada proporciona cantidades suficientes de macronutrientes y micronutrientes, a pesar de que algunas personas piensan que una dieta equilibrada significa beber un refresco por una parte y comer un bizcocho con canela cubierto de azúcar refinada por la otra. En realidad, casi todos los alimentos y verduras contienen tanto macronutrientes como micronutrientes, aunque en diferentes concentraciones.

Los fitoquímicos constituyen un enorme grupo de sustancias no nutritivas que abundan en las plantas y poseen efectos protectores de la salud. Las nueces, los granos enteros, las frutas y verduras contienen gran abundancia de fitoquímicos, tales como compuestos fenólicos, terpenos, pigmentos y otros antioxidantes naturales que se han asociado con la protección o el tratamiento de enfermedades crónicas, incluyendo enfermedades cardíacas, cáncer, diabetes e hipertensión, así como otras condiciones médicas.[3] Por ejemplo, un plátano se considera uno de los alimentos más perfectos disponibles, porque contiene todos los nutrientes que el organismo necesita en las cantidades exactas necesarias.

CALORÍAS PARA LA ENERGÍA Y LA LONGEVIDAD

Cuando manejamos nuestros autos, lo más importante es que corran. Queremos que nuestros autos tengan toda la potencia necesaria para pasarle a otro vehículo en medio del tráfico o para incorporarnos a una vía congestionada sin vacilar. No nos detenemos a pensar en el motor de combustión, la compresión y la temperatura. Solo nos preocupa la capacidad del coche para moverse. Lo mismo sucede con nuestros cuerpos. Queremos que funcionen correctamente. Sin embargo, para lograrlo, deben tener energía.

La cantidad de energía liberada de diferentes alimentos se expresa por lo general como Calorías. (Nota: Calorías [kilocalorías] se escribe con C mayúscula porque es el equivalente a mil calorías con c minúscula.) La mayoría de nosotros requerimos alrededor de dos mil calorías cada día, las cuales se obtienen a partir de carbohidratos, proteínas y grasas.

Carbohidratos: explotando con energía

Los carbohidratos son maravillas nutricionales que se componen de carbono, hidrógeno y oxígeno. Ellos energizan el cuerpo porque se metabolizan fácil y rápidamente. ¿Ha bebido usted alguna vez un vaso de jugo de naranja o comido un caramelo y sintió una explosión de energía? Fue el poder de los carbohidratos en el alimento lo que produjo tal explosión. Además de la energía, los productos residuos generados a partir de los carbohidratos se eliminan fácilmente.

Los carbohidratos también protegen el tejido del hígado ayudando en el proceso de desintoxicación. En el corazón, proporcionan la energía que ayuda al corazón a contraerse. En el cerebro, los carbohidratos suministran la glucosa para ayudar a regular las funciones cerebrales.

El reino vegetal es el principal proveedor de carbohidratos. Idealmente, deberíamos obtener 70% de nuestras calorías de los carbohidratos complejos. Las fuentes más importantes de carbohidratos complejos son las verduras, las frutas, los cereales y los granos enteros.

Poder corporal con proteínas

Nuestros cuerpos están hechos de proteínas, la segunda sustancia más abundante en el cuerpo luego del agua. Las proteínas regulan la producción de energía y son sumamente importantes en la construcción del tejido corporal. Ellas también son vitales en la lucha contra las enfermedades.

Una sola célula contiene miles de enzimas, las cuales son todas proteínas. La hemoglobina en la sangre es una proteína. Ciertas hormonas como la insulina, el glucagón, la prolactina y la hormona del crecimiento son también proteínas.

La mayoría de nosotros pensamos en las proteínas animales como carne de res, cerdo, aves, pescado y leche cuando escuchamos la palabra *proteína*. Sin embargo, al cuerpo le resulta difícil procesar y utilizar proteínas animales como estas. Las moléculas de proteína animal son extremadamente complejas. Solo un pequeño número de ellas benefician en realidad a nuestro cuerpo. El resto permanece como residuos nocivos. Durante la digestión y el metabolismo nuestro cuerpo descompone las proteínas en aminoácidos, pero requiere infinitamente más trabajo descomponer la estructura de las proteínas animales que la de las proteínas vegetales. En mi opinión, los vegetarianos por lo general viven más tiempo que los que comen carne porque la dieta de un vegetariano implica menos trabajo para el cuerpo.

Las proteínas que se encuentran en el reino vegetal son mucho más fáciles de descomponer y utilizar. Granos como trigo, maíz y arroz, y legumbres como los frijoles y las lentejas, son ricos en proteínas. Las frutas y verduras también contienen proteínas. Al cuerpo le resulta mucho más fácil descomponer y asimilar todas estas proteínas. Ellas también crean menos residuos nocivos que se almacenan en el cuerpo hasta que se eliminen.

Las proteínas están formadas por aminoácidos, que son sus

bloques de construcción básicos. Los aminoácidos son elementos sorprendentemente versátiles que se unen para formar células musculares, anticuerpos y millones de otras cosas. Se componen de dos partes: un lado "amino" y un lado "ácido". Esta dualidad es la razón de su adaptabilidad bioquímica. Los aminoácidos esenciales son aquellos que tenemos que ingerir porque nuestros cuerpos no pueden producirlos. Los que nuestros cuerpos fabrican de forma natural se llaman aminoácidos no esenciales. Esto es algo así como un error semántico, porque da la impresión de que ellos no son tan importantes, lo cual es totalmente incorrecto. La razón por la que no tenemos que depender de los alimentos para obtenerlos es que son *demasiado* importantes. Dios debe haber pensado que eran tan importantes, que no quiso arriesgarse a que escasearan, así que diseñó al cuerpo humano para producirlos por su cuenta.

Una de las mejores maneras de aliviar la carga de trabajo del cuerpo es ingiriendo aminoácidos en lugar de proteínas. Esto puede lograrse comiendo brotes de plantas. Los brotes de las plantas contienen grandes cantidades de aminoácidos, lo que los hace alimentos completos o perfectos.

Usted podría vivir en realidad nada más que con brotes de alfalfa y agua. ¡Por supuesto, después de unos meses tal vez empiece a relinchar, pero con seguridad estaría relinchando como un caballo saludable!

La mala reputación de la grasa

Los carbohidratos son su principal fuente de energía rápida, pero las grasas también son muy importantes para el buen funcionamiento de su cuerpo. Las grasas representan su energía almacenada concentrada, y contienen más del doble de la energía de los carbohidratos. Cuando su cuerpo carece de suficientes carbohidratos para proporcionarle su energía, la insulina se libera en el torrente sanguíneo, lo cual pone en movimiento la energía concentrada en los tejidos grasos para satisfacer la necesidad. Algunos compuestos grasos, como las lipoproteínas, ayudan a su cuerpo a utilizar otros nutrientes, tales como las vitaminas liposolubles A, D, E y K.

Las grasas no son solubles en agua, y su estructura es muy compleja. Por eso son más difíciles de digerir y asimilar que los carbohidratos. Las grasas son esenciales para la vida y la salud. Sin embargo, desafortunadamente, comemos demasiada grasa, o comemos el tipo equivocado. La dieta de comidas rápidas de hoy en día obliga a nuestro hígado a trabajar durante horas tratando de digerir las grasas saturadas que se encuentran en alimentos como papas fritas, pollo frito, chicharrón de cerdo, margarina, manteca y nata. Nunca debemos consumir más de dos cucharadas de grasa cada día. Esto incluye el aceite o la mantequilla utilizados para freír los alimentos y las grasas ocultas en los alimentos tanto procesados como naturales.

Aquellos que viven más tiempo obtienen no más de 10% de sus calorías de las grasas. ¿Por qué no intentar cambiar su dieta de esta manera? En poco tiempo descubrirá que realmente no disfruta de una dieta pesada y con grasa después de todo.

Grasas saturadas. En general, la grasa saturada aumenta los niveles de colesterol en la sangre. El ácido graso saturado más abundante en nuestra dieta es el ácido palmítico. El aceite de coco, el aceite de palma, la leche entera, los productos elaborados con leche entera y la grasa animal (pollo, ternera y cerdo) son las principales fuentes de ácidos grasos saturados en la dieta.[4]

Las grasas saturadas son dañinas, porque su cuerpo no puede metabolizarlas o utilizarlas por completo. Aquello que su cuerpo no puede descomponer puede crear depósitos grasos en las arterias, causando arteriosclerosis, enfermedades cardiovasculares, embolias y hemorragias cerebrales.[5]

¡Evite las grasas saturadas tanto como sea posible!

Grasas trans. Además, un concepto relativamente nuevo en las grasas monoinsaturadas involucra la concentración de ácidos grasos trans en la dieta. Los ácidos grasos trans se forman cuando los aceites se hidrogenan, un proceso que los hace adoptar un estado semisólido, como la margarina. El contenido de ácidos grasos trans es muy alto en la manteca vegetal, la margarina, y en cantidades decrecientes, en la manteca de grasa animal y la mantequilla.

Las dietas ricas en ácidos grasos trans elevan el colesterol LDL (colesterol malo) y reducen los niveles de HDL (colesterol bueno).[6] Así que limite los alimentos ricos en aceites vegetales hidrogenados, tales como margarina en barras, galletas y patatas fritas.

Grasas más saludables. Los aceites de oliva y canola son las principales fuentes de ácidos grasos monoinsaturados en la dieta. Estudios recientes han demostrado que los ácidos grasos monoinsaturados disminuyen los niveles de colesterol en la sangre cuando se sustituyen por grasas saturadas.[7]

Los aceites vegetales (excepto los aceites de coco, palma y palmiste) son ricas fuentes de ácidos grasos poliinsaturados. Estos aceites incluyen los de maíz, soja, cártamo, girasol, canola, semilla de algodón y soja.[8] El ácido linoleico encontrado en algunos de estos aceites en realidad ayuda a reducir los niveles de colesterol en la sangre.

Los ácidos grasos poliinsaturados dietéticos se clasifican como omega-6 y omega-3. Los ácidos grasos omega-3 son abundantes en pescados, mariscos y mamíferos marinos, especialmente los de agua fría. Estos ácidos grasos son poderosas maravillas que aumentan la salud, disminuyen los niveles de triglicéridos, previenen la formación de coágulos de sangre y reducen el riesgo de la enfermedad coronaria.[9]

Elija estas grasas saludables maravillosas para mejorar la salud cada vez que pueda.

COMA CON SABIDURÍA

En resumen, debemos obtener 70% de nuestras calorías de los carbohidratos, 20% de las proteínas y 10% de las grasas. Sin embargo, cumplir estrictamente con esto es difícil, porque requiere limitar nuestras opciones en cada comida.

En este momento me estoy comiendo una barra de granola saludable que sabe como aserrín, la cual tengo que bajar con agua mineral. Lo que realmente quiero es un burrito con frijoles refritos en manteca y una sabrosa Coca-Cola fría. No obstante, para vivir más tiempo y sentirme mejor, he elegido dejar atrás la senda desgastada de viejos malos hábitos para perseguir otros nuevos. Lo animo a que se una a mí.

LA UTILIDAD DE LAS ENZIMAS

Las enzimas son proteínas que desempeñan un papel vital en prácticamente todas las funciones de cada sistema de órganos en el cuerpo. La vida como la conocemos no podría existir sin la poderosa acción de las enzimas.

Las enzimas llevan a cabo los cambios químicos que tienen lugar dentro las células. Cada enzima tiene una función específica en el cuerpo que ninguna otra puede cumplir. Las enzimas digestivas son secretadas a lo largo del tracto gastrointestinal para descomponer los alimentos, permitiendo que los nutrientes se absorban en el torrente sanguíneo. Las enzimas proteolíticas se utilizan para ayudar a la digestión y la absorción de las proteínas contenidas en los alimentos, y son agentes antiinflamatorios.

Su cuerpo obtiene las enzimas de dos fuentes: las que produce y las que ingiere. Sin embargo, solo los alimentos crudos o sin cocinar contienen enzimas. Las enzimas son extremadamente sensibles al calor. Incluso el calor bajo o moderado destruye la mayoría de las enzimas que se encuentran en los alimentos. Por lo tanto, cuando su comida es cocinada al vapor, rostizada, asada, hervida, frita, salteada, confitada, pasteurizada, o incluso calentada en un microondas, todas las enzimas en ella se destruyen.

Las enzimas que se encuentran en los alimentos crudos ayudan a la digestión del alimento para que las enzimas de su cuerpo no tengan que hacer todo el trabajo. De modo que tenga cuidado de comer grandes cantidades de alimentos crudos, así como cocidos. Además, usted también puede tomar suplementos de enzimas para ayudar a prevenir el agotamiento de las enzimas vitales de su cuerpo.

LOS HECHOS SOBRE LA FIBRA

La fibra dietética le proporciona beneficios probados y a veces sorprendentes. En su mayor parte, la fibra dietética proviene de los componentes estructurales celulares y los tejidos fibrosos y leñosos de las plantas. Si bien es cierto que la fibra no se digiere ni se absorbe en el intestino delgado, y por lo tanto no suministra energía, esta se digiere en el intestino grueso. Allí, algunos de los productos de la fibra entran en la circulación del cuerpo y reducen significativamente la producción de colesterol.

Hay dos clases de fibra: insoluble y soluble. La fibra insoluble no se disuelve en agua, mientras que la fibra soluble forma una solución altamente viscosa cuando se disuelve en agua. La fibra dietética insoluble se encuentra en la celulosa y en grandes cantidades de granos enteros y los salvados de trigo, centeno, arroz y maíz. La misma tiende a moverse rápidamente a través del tracto digestivo, donde aumenta el volumen y la suavidad del contenido intestinal, ayudando a proteger contra el cáncer de colon. A medida que la fibra se mueve a través de nuestro tracto gastrointestinal, arrastra junto con ella sustancias potencialmente dañinas, por lo que ayuda a desintoxicar nuestro cuerpo.

La fibra dietética soluble o viscosa se encuentra principalmente en frutas, guisantes secos y frijoles, cebada, avena, gomas (tales como guar, xantana, garrofín), mucílagos (psyllium o zaragatona) y pectinas. Esta categoría de fibra puede bajar el colesterol en la sangre y ayudar a controlar el azúcar en el torrente sanguíneo en la diabetes.

La falta de fibra cruda en nuestras dietas produce estreñimiento, irritación del colon, apendicitis, hemorroides, venas varicosas, cáncer de colon y muchos otros, cálculos biliares, obesidad, diabetes y colesterol alto en la sangre.[10]

La mayoría de los productos de granos consumidos en los Estados Unidos son muy refinados. Como resultado, la gran parte de los alimentos comerciales pierde 99% de su fibra. La capa de salvado, o capa externa, y la capa germinal, o capa interna, se separan del endospermo amiláceo (capa media) durante la molienda, lo que conduce a la pérdida de muchos nutrientes y fibra. Sin embargo, los productos de grano entero están disponibles en muchos lugares. Por lo tanto, busque productos de grano entero cuando haga sus selecciones, y coma muchas verduras y frutas con la cáscara.

Usted debe consumir por lo menos de 25 a 35 gramos de fibra cada día. Esto es absolutamente esencial para su buena salud. A fin de obtener abundante fibra, coma grandes cantidades de salvado, fruta con la cáscara, y granos enteros; además tome psyllium y otros productos de fibra.

LA NUTRICIÓN Y EL ENVEJECIMIENTO CELULAR

Nuestros cuerpos tienen muchos sistemas diferentes que deben ser apoyados de continuo a través de una buena nutrición. Sin los macronutrientes que requerimos, estos sistemas continuarán funcionando, pero con el tiempo se agotarán y colapsarán.

La importancia de este proceso para el envejecimiento general de su cuerpo es más fácil de entender cuando usted deja de pensar en el envejecimiento como algo que le sucede a su cuerpo como un todo. Piense en el envejecimiento como algo que ocurre a nivel celular. Las células de su cuerpo deben reponerse continuamente. Cuando usted no le proporciona a su cuerpo las materias primas nutricionales necesarias para mantener a las células y sus funciones, empiezan a desgastarse y llegan a agotarse. La piel que una vez parecía fresca y tersa comienza a arrugarse y a perder su color. Las articulaciones que una vez soportaban su peso con facilidad comienzan a dolerle y se entumecen. Al apoyar esta increíble máquina natural—su cuerpo—con los mejores materiales posibles, usted puede mantener la fuerza y el vigor corporal por mucho más tiempo.

FRUTAS Y VERDURAS

Cuando piensa en la cena o el almuerzo, ¿empieza con la proteína? ¿Acaso se dice a sí mismo: "Creo que voy a comer pollo esta noche"? ¿Un filete a la parrilla le parece una buena comida? ¿Y qué tal un emparedado de jamón en el almuerzo? ¿Alguna vez ha considerado planificar sus comidas alrededor de las verduras? ¿Por qué esto resulta impensable para usted? ¿Se encuentra entre la cuarta parte de los ciudadanos estadounidenses que consumen suficientes frutas y verduras a diario, por lo menos cinco porciones?

Si divide a la población estadounidense en cuatro, empezando por aquellos que comen menos frutas y verduras, y comparándolos con los que comen más, podría sorprenderse. La cuarta parte que come menos frutas y verduras tiene el doble de índice de cáncer que la cuarta parte que come más frutas y verduras. Los investigadores culpan a la falta de nutrientes, aquellos que se encuentran en frutas y verduras, por estas estadísticas impactantes.[11]

Además, estudios recientes han demostrado que cuando los animales recibieron el equivalente alimenticio de una dieta abundante en frutas y verduras con una actividad antioxidante elevada, el deterioro físico relacionado con la edad se redujo. Esto incluyó un retraso en la disminución del funcionamiento neuronal y mental como la demencia senil (enfermedad de Alzheimer) e incluso una mejora en el déficit del comportamiento motor, como el equilibrio y la coordinación. Una alta dieta de frutas y verduras no solo ralentizó el envejecimiento, sino también en realidad lo revirtió en algunos animales.[12]

¿Por qué orgánicas?

El médico nutricional Walter J. Crinnon describe a un paciente que se presentó en su oficina un día. Él dijo que aquel hombre grande, de más de seis pies de altura y doscientas libras (1,80 metros y 90 kilogramos), se sentía tan mal que estaba seguro de que se estaba muriendo.[13]

Cuando el Dr. Crinnon revisó la sangre en busca de pesticidas, se quedó asombrado. En una prueba para detectar dieciocho plaguicidas, este hombre resultó positivo a nueve de ellos. El cuerpo de este hombre estaba envenenado con la mitad de las toxinas que se probaron. Resulta aún más alarmante que setenta mil productos químicos se utilizan todos los días en este país, pero solo doscientos cincuenta pueden ser probados en los seres humanos.

Este hombre incluso resultó positivo para DDT, que ha sido prohibido en los Estados Unidos desde 1972. ¿Cómo es tal cosa posible? ¡Aunque el DDT fue prohibido en los Estados Unidos, no ha sido vedado en el extranjero; por lo tanto, puede regresar de nuevo en nuestro suministro de alimentos a través de las importaciones!

Comer alimentos contaminados con pesticidas y otros productos químicos puede afectar tanto su cuerpo que usted se sentirá como si le hubieran robado la energía, la fuerza y la juventud. Por último, los alimentos contaminados químicamente pueden conducir a una muerte temprana.

He aquí otra razón para elegir lo orgánico: los niveles de nutrientes en los alimentos cultivados orgánicamente son mayores. En un estudio, el contenido mineral de manzanas, peras, patatas, trigo y maíz dulce cultivados de forma orgánica se comparó con las variedades comerciales.

En general, los alimentos orgánicos mostraron niveles mucho más altos de nutrientes y niveles mucho más bajos de metales pesados.[14]

Estos son algunos de los nutrientes que se encontraron en niveles elevados en los alimentos orgánicos:[15]

+ El cromo, un micronutriente cuya falta en las dietas occidentales se asocia con la aparición de diabetes en los adultos y arteriosclerosis, se encontró en mayor cantidad en los alimentos orgánicos por un promedio de 78%.

+ El selenio es uno de los nutrientes antioxidantes que nos protege de los daños causados por los productos químicos. También ayuda a proteger contra los distintos tipos de cáncer y las enfermedades del corazón. Se encontró que este mineral es un promedio de 390% mayor en los alimentos orgánicos.

+ El calcio, necesario para los huesos fuertes, tuvo un promedio de 63% mayor en frutas y verduras orgánicas.

- El boro, que se ha demostrado que ayuda a prevenir la osteoporosis (junto con el calcio), promedió 70% más.

- El litio, que se utiliza para tratar ciertos tipos de depresión, fue 188% mayor.

- El magnesio, que reduce las muertes por ataques al corazón, impide que los músculos sufran espasmos, y facilita los síntomas de PMS, mostró un promedio de 138% más.

Otros estudios sugieren que el tratamiento de plantas con ciertos plaguicidas puede realmente reducir el nivel de vitaminas en ellas. Los nutrientes afectados fueron la vitamina C, el betacaroteno y la vitamina B.[16]

Los investigadores también compararon los niveles de metales pesados tóxicos tales como aluminio, cadmio, plomo y mercurio encontrados en alimentos orgánicos con los de las variedades cultivadas comercialmente. El aluminio ha sido vinculado a la enfermedad de Alzheimer. Su contenido en los alimentos orgánicos promedió 40% menos que en los alimentos comerciales. La toxicidad del plomo también puede afectar las puntuaciones del CI. El promedio de este fue 29% más bajo en las comidas orgánicas. El mercurio, que puede causar daño neurológico, tuvo un promedio 25% menor en los alimentos orgánicos.[17]

No obstante, si usted no puede permitirse comprar frutas y verduras cultivadas orgánicamente, entonces le sugiero fuertemente que lave sus verduras cultivadas de forma comercial tanto como sea posible con agua. No obstante, considere que lo que ahorra le costará muy caro con las facturas médicas.

VISITA AL MEDITERRÁNEO

Una dieta mediterránea es rica en frutas y verduras frescas, carbohidratos complejos, aceite de oliva y vino tinto (o uvas rojas o jugo de uva). También puede obtener el mismo efecto a través de suplementos, como veremos más adelante.

No hay dudas de que comer una dieta rica en frutas y verduras a lo largo de su vida reducirá drásticamente su riesgo de muerte temprana debido al cáncer y las enfermedades del corazón, y aumentará su tiempo de vida. En los últimos veinticinco años y más de investigación se ha demostrado que los que comen grandes cantidades de frutas y verduras en realidad experimentan menos enfermedades del corazón, cáncer e incluso cataratas.[18]

Los fitonutrientes, los antioxidantes y la nutrición que se encuentra en frutas y verduras frescas fortalecerán su corazón y lo mantendrán saludable. Los fitonutrientes, como los flavonoides y carotenoides naturales que se encuentran en frutas y verduras frescas, vino tinto, té, chocolate y vitamina C, vitamina E y betacaroteno también tienen propiedades maravillosas contra el cáncer.

La dieta mediterránea

Hoy escuchamos mucho acerca de las virtudes de la dieta mediterránea, pero la promoción de esta forma de comer no es una idea nueva. En 1614, Giacomo Castelvetro, una solitaria voz italiana en el desierto inglés, escribió un libro llamado *A Brief Account of the Fruit, Herbs and Vegetables of Italy* [Una breve recuento de las frutas, hierbas y vegetales de Italia]. Él se horrorizó por las enormes cantidades de carne y dulces que consumían sus amigos anglosajones. Su libro está lleno de unos consejos que aquellos que vivimos al principio del siglo veintiuno encontramos familiares.[19]

El término *dieta mediterránea* se refiere a los patrones dietéticos encontrados en las zonas oleícolas de la región mediterránea, donde la cultura integra el pasado y el presente. Gran parte de lo que se encuentra allí hoy se puede remontar al pasado antiguo.

Las diferentes regiones de la cuenca mediterránea tienen dietas propias, haciendo que la dieta mediterránea resulte algo variada. No obstante, el aceite de oliva ocupa una posición central en todas las costumbres dietéticas y hábitos del Mediterráneo.

La dieta mediterránea tradicional tiene un total de ocho componentes:[20]

+ Alto contenido de grasas monoinsaturadas (aceite de oliva) y de baja saturación
+ Consumo moderado de vino tinto, casi siempre durante las comidas
+ Alto consumo de legumbres
+ Alto consumo de granos y cereales integrales, incluyendo el pan
+ Alto consumo de frutas
+ Alto consumo de verduras
+ Bajo consumo de carne y productos cárnicos
+ Consumo moderado de leche y productos lácteos

¡LARGA VIDA PARA USTED!

El vino tinto es un componente importante en las tradiciones dietéticas mediterráneas. Se considera que el vino ofrece una explicación a la paradoja francesa: la enfermedad coronaria en Francia es la de índice más bajo entre los países industrializados, a pesar de la alta incidencia de factores de riesgo como el tabaquismo, una dieta rica en grasas y la falta de ejercicio de sus ciudadanos. La longevidad entre los franceses se le atribuye a beber vino y a su efecto positivo en el corazón.

¿Recuerda a Jeanne Calment, la mujer de ciento veintidós años que les presenté en la introducción de este libro? Ella creía que su copa diaria de vino era en parte responsable de su maravillosa longevidad.

Beber vino ha sido popular por miles de años. Salomón, el antiguo rey hebreo, en los Cantares de Salomón, el poema de amor más grande del mundo, escribió: "¡Oh, si él me besara con besos de su boca! Porque mejores son tus amores que el vino" (Cantar de los cantares 1:2). El vino más tarde se convirtió en un símbolo bíblico en los tiempos de Jesucristo. Durante el milagro en Caná de Galilea, Cristo convirtió el agua en vino, prediciendo el derramamiento de su Espíritu a través del símbolo del vino.

Desde los primeros tiempos de la civilización del hombre, el vino parece haber sido un componente importante e integral de la dieta humana. No obstante, últimamente la investigación ha revelado que beber vino en realidad tiene un impacto poderoso en cuánto tiempo usted vivirá.

A lo largo de la década de 1990 se acumuló una enorme cantidad de evidencias que sugieren que los bebedores moderados de vino tinto tienen menos enfermedades del corazón y sufren menos ataques cardíacos fatales que los que no beben en absoluto.[21] Sin embargo, no se haga la idea equivocada. Beber en exceso nunca ha sido beneficioso. Estas mismas evidencias demostraron que aquellos que bebían más de una pequeña cantidad cada día se vieron afectados negativamente.

El equivalente a una o dos bebidas pequeñas por día de cualquier tipo de alcohol se asocia con menores riesgos para la salud comparados con los que experimentan los que no beben, mientras que las cantidades más altas resultan en un mayor riesgo de enfermedades cardíacas y apoplejías. Estas observaciones han tendido a caracterizar el beber ligero como algo protector. La protección ha sido demostrada en varios grupos poblacionales de ambos sexos y todas las edades.[22]

Algunos estudios encontraron que el vino tinto no solo disminuyó las muertes por ataques cardíacos, sino también disminuyó las muertes debido a otras causas. Los investigadores informaron que beber alcohol moderadamente disminuyó la incidencia del cáncer de mama.[23]

Usted puede preguntarse por qué esto es así. Los investigadores dicen que hasta dos porciones (240–280 ml) de vino tinto al día inhibe la oxidación del colesterol malo, o la lipoproteína de baja densidad (LDL), ayudando así a prevenir la aterosclerosis. También aumenta la capacidad antioxidante y los niveles plasmáticos del colesterol bueno, o lipoproteína de alta densidad (HDL).[24]

El vino tinto, aunque no el vino blanco, contiene abundantes polifenoles. Estos son un complejo grupo de compuestos que afectan la apariencia, el sabor y la fragancia de los vinos tintos. Pueden proceder de la cáscara y las semillas de la fruta.[25] Los polifenoles son antioxidantes extremadamente potentes que interceptan de manera eficaz la actividad de los radicales libres. La fermentación del vino tinto ayuda a liberar polifenoles, volviéndolos más disponibles para que su cuerpo los absorba.[26]

Los dos grupos de fenoles primarios que se producen en la uva y el vino son los flavonoides y los no flavonoides. Los flavonoides más comunes en el vino son "catequizas" y "antocianinas" (pigmentos rojo-azules).[27] Los investigadores creen que estas sustancias poderosas son responsables de la disminución del cáncer y el aumento de la longevidad.

Sin embargo, si usted no bebe un vaso de vino ocasional, no le recomiendo que empiece a hacerlo. Más bien podría considerar tomar un vaso de jugo de uva con las comidas de la tarde o como una merienda refrescante entre las comidas. Incluso si el alcohol en el vino es pensado para liberar los poderosos beneficios de los flavonoides, siguen siendo las uvas rojas las que proporcionan estos beneficios. Cuando considera los peligros y riesgos relacionados con la bebida, incluido el alcoholismo y la forma en que se incita sutilmente a beber a aquellos que tal vez tengan una voluntad más débil que la suya, puede optar por evitar el alcohol y aun así recibir los beneficios del vino a través del jugo de uvas rojas.

Beber té diariamente tiene el mismo efecto que una copa de vino ocasional.

¿LA HORA DEL TÉ?

El té ha sido una bebida caliente favorita por más de cuatro mil años. Según la mitología china, en 2737 a. c., el emperador Shen Nung descubrió el té por primera vez. La planta del té, *Camellia sinensis*, es un árbol de hoja perenne perteneciente a la familia *Theaceae*.[28]

La tradición de beber té viajó de China a Japón aproximadamente en el siglo sexto. El gusto por el té se extendió con rapidez por todo el mundo, y ahora el té se cultiva por lo menos en treinta países. Luego del agua, el té es la bebida más consumida en el mundo, con un consumo humano per cápita de aproximadamente 120 mililitros por día.

Aunque solo hay una planta de té, este se procesa en diferentes formas. Los principales tipos son el té verde, que es fabricado exponiendo las hojas al vapor caliente o al calor y después secándolas; el té negro, que se elabora mediante oxidación completa (fermentación) de las hojas; y el té de oolong, que es hecho mediante la oxidación parcial de las hojas. El té negro es el más popular en occidente, pero el té verde es el favorito de los países asiáticos como Japón, China e India. El té oolong se consume en el sureste de China y Taiwán.

De 30% a 50% de los sólidos extraíbles de las hojas de té verde son antioxidantes, especialmente catequizas y flavonoides. Una sola taza de té verde por lo general contiene alrededor de 200 a 400 miligramos de polifenoles, que actúan como poderosos antioxidantes. Los extractos de té verde mostraron una mayor actividad antioxidante que los otros tipos, principalmente debido al mayor contenido de polifenoles.[29]

Los estudios han demostrado que el té, y en especial el té verde, tiene el potencial de prolongar la vida.[30]

USTED NECESITA EL EFECTO DE LOS FRUTOS SECOS

Tradicionalmente, los frutos secos se trataron con precaución en la mayoría de las recomendaciones dietéticas debido a su alto contenido de grasa. En efecto, alrededor del 60% del peso y el 80% de las calorías de la mayoría de los frutos secos provienen de la grasa, pero se trata principalmente de grasas monoinsaturadas (poliinsaturadas en las nueces).

Los frutos secos también están llenos de fibra dietética, micronutrientes (por ejemplo: potasio, magnesio y cobre), esteroles vegetales y fitoquímicos. Son quizás la mejor fuente natural de proteína vegetal que es alta en arginina, el precursor dietético del óxido nítrico, que es una sustancia que ayuda a inhibir la aterosclerosis y reduce el riesgo de la enfermedad coronaria.[31]

Los estudios demuestran que comer frutos secos con frecuencia puede disminuir su riesgo de enfermedad coronaria en 35% a 50%.[32] Mientras más frutos secos come, mayores serán sus beneficios. En un estudio llamado Estudio de la Salud Adventista, los investigadores descubrieron los siguientes resultados:[33]

+ Su riesgo de ataque cardíaco fatal es de 1,0 si consume una porción de frutos (entre 30 y 50 gramos) menos de una vez por mes.

+ Su riesgo disminuye a 0,78 si come frutos secos una o dos veces al mes.

+ Su riesgo mortal de ataque cardíaco disminuye todavía más hasta 0,5 si come frutos secos de tres a seis veces por semana.

+ Por último, su riesgo se reduce a 0,41 si consume frutos secos más de una vez al día.

¡En otras palabras, usted puede reducir el riesgo de sufrir un ataque fatal al corazón casi a la mitad simplemente comiendo una porción de frutos secos todos los días! A este poderoso hecho se le llama "el efecto de los frutos secos", y ofrece una forma probada de extender su vida. ¿Qué podría ser más fácil?

Es más, no importa cómo se clasifican los grupos de datos, el "efecto de los frutos secos" siempre se observa. Hombres, mujeres, vegetarianos, omnívoros, fumadores, no fumadores, hipertensos, no hipertensos, relativamente obesos, relativamente delgados, mayores o más jóvenes que comían grandes cantidades de frutos secos tenían un riesgo de enfermedad coronaria sustancialmente menor que sus contrapartes que comieron cantidades más bajas de frutos secos. No hay otros alimentos que hayan sido tan asociados de un modo tan constante con una marcada reducción del riesgo de la enfermedad coronaria.

Las estadísticas muestran que los que comen grandes cantidades de frutos secos experimentan 5,6 años adicionales de esperanza de vida sin sufrir de la enfermedad coronaria. Los amantes de los frutos secos experimentan un riesgo de 18% de la enfermedad coronaria en comparación con el 30% observado en los que comen bajas cantidades de estos.[34] ¡Así que no pierda más tiempo! ¡Incluya a los frutos secos en su dieta!

AMOR AL CHOCOLATE PARA SIEMPRE

El cacao probablemente fue descubierto primero por los europeos durante el cuarto viaje de Colón al Nuevo Mundo en 1502. Recientemente los investigadores encontraron que el chocolate contiene grandes cantidades de los potentes polifenoles flavonoides antioxidantes. Un trozo de chocolate con un peso de 41 gramos contiene casi tantos polifenoles como una cantidad estándar de 140 mililitros de vino tinto.[35]

La investigación sugiere que comer chocolate puede reducir el riesgo de arteriosclerosis, ataques cardíacos y enfermedades del corazón, prolongando su vida. Los polifenoles flavonoides del chocolate inhiben la oxidación del LDL (colesterol malo), ayudando a prevenir la arteriosclerosis.[36]

Sin embargo, no renueve su suscripción a Adictos al Chocolate Ilimitados. Demasiado chocolate es malo para usted. Un caso similar de moderación puede establecerse para el chocolate y el vino rojo: demasiado es tan malo como muy poco.

REANIMARSE MÁS TIEMPO CON CAFÉ

La cafeína que se encuentra en el café también es poderosa en la guerra del cuerpo contra el ataque de los radicales libres. La cafeína tiene capacidades características para proteger importantes estructuras biológicas, tales como las membranas celulares, del daño de los radicales libres del oxígeno.[37] Usándola con moderación, los que beben cafeína pueden beneficiarse de estos efectos en la lucha contra el cáncer.[38]

Si se ha sentido culpable por su gusto por el café, deshágase de la culpa. Disfrutar de una taza diaria en realidad puede ser una forma saludable de empezar su día.

¿QUÉ SUCEDE CON LOS ALIMENTOS FALSIFICADOS?

En enero de 1996, la Administración de Alimentos y Medicamentos le dio permiso a Proctor and Gamble para vender meriendas, tales como papitas fritas en Olean (la marca registrada de Olestra), una grasa falsa.

Olean es un antinutriente genuino comprobado. Este bloquea la absorción de nutrientes liposolubles, muchos de los cuales juegan un papel importante en la prevención del cáncer y una gran cantidad de otras enfermedades degenerativas. ¡Esta sustancia podría causar el deterioro de nuestra salud y aumentar el número de muertes por enfermedades del corazón y cáncer!

Olean está diseñado para tener la apariencia y el sabor de la grasa, pero a diferencia de esta, no puede ser absorbido en el cuerpo desde el tracto intestinal. Como consecuencia, si usted come un bocadillo frito en Olean en lugar de uno preparado con aceite, su consumo de calorías debe reducirse.

A primera vista esto parece una situación en la que todos ganan. Sin embargo, los alimentos falsificados de la dieta no reducen realmente la obesidad. De hecho, estos engañadores están ligados al aumento de peso.

Un estudio sobre la salud de las enfermeras se realizó en Harvard y otros centros médicos en el área de Boston durante la década de 1980, en el cual se evaluaron las prácticas de nutrición y salud de casi cien mil enfermeras. Según el estudio, comer sacarina fue el indicador más confiable para el aumento de peso.

El edulcorante artificial más popular de hoy es NutraSweet, que se encuentra en muchos productos. Sin embargo, en los quince años después de su aparición, el porcentaje de estadounidenses considerados obesos se disparó de menos de 20% a más de 30%.[39]

Olean corre libremente a través de su tracto gastrointestinal sin absorberse y se desvanece en las heces. Puede causar fugas anales, y cuando la grasa pasa a través de los intestinos sin absorberse, los nutrientes solubles en grasa se adhieren a ella y son eliminados también. Entre estos nutrientes solubles en grasa que se pierden se encuentran el betacaroteno y otros carotenoides. Los estudios revelan que los niveles en sangre de los carotenoides pueden reducirse hasta un 40% después de consumir Olean.[40]

Coma lo más naturalmente posible. No sea presa de la seducción de los alimentos falsos. Ellos llenan su cuerpo con toxinas y en realidad agotan los nutrientes vitales necesarios para sentirse mejor, lucir mejor y vivir más tiempo.

¡LA FORMA EN QUE COME TAMBIÉN IMPORTA!

La calidad y la variedad de los alimentos que consumimos son muy importantes. No obstante, para que los macronutrientes y los micronutrientes sean eficaces, deben ser capaces de llegar a donde se necesitan. La forma en que usted come y digiere los alimentos puede impedir que los nutrientes alcancen los lugares donde se les requiere.

Cientos de obstáculos pueden impedir que los nutrientes fortalezcan el cuerpo. Estos son algunos:

+ No masticar bien los alimentos
+ Estómago irritado por gastritis
+ Problemas de absorción en los intestinos
+ Procesos químicos de digestión deficientes
+ La flora intestinal destruida por un antibiótico
+ El hígado no está en condición de metabolizar su alimento
+ El interior de las arterias está recubierto de colesterol, restringiendo así el paso de los nutrientes a las células
+ La membrana celular no se encuentra preparada para utilizar los nutrientes
+ Algunos medicamentos interceptan los nutrientes

Usted debe masticar la comida lo suficiente para descomponerla por completo, dándole bastante tiempo para que se mezcle con la saliva. La saliva contiene muchas enzimas que son absolutamente esenciales para la buena digestión.

Después de que su alimento pase a través de su estómago, los nutrientes que lleva deben absorberse por medio de la mucosa que reviste el intestino y ser transferidos al torrente sanguíneo y el hígado.

El hígado tiene la increíble tarea de alimentar a nuestras células, ya que almacena glucógeno (una forma importante de energía almacenada) y vitaminas. También metaboliza carbohidratos, grasas y proteínas.

Desde el hígado estos nutrientes se transportan a otras partes del cuerpo. Como hemos visto, cada tipo de células tiene sus propias necesidades distintivas. El poderoso hígado funciona como un chef, atendiendo a unos cien billones de clientes exigentes.

Su cuerpo debe superar estos complicados obstáculos para mantener una buena salud. Depende de usted facilitar esta tarea. Comience por ingerir bocados pequeños de comida, masticarlos hasta que estén completamente descompuestos y deglutirlos en cantidades menores. Nunca baje su comida con su bebida. No tome antibióticos innecesarios, pero cuando deba hacerlo, ingiera una taza de yogur natural o yogur mezclado con fruta para ayudar a restablecer su flora intestinal. Estos pasos sencillos pueden hacer mucho para ayudar a su cuerpo a aprovechar los nutrientes que los alimentos proporcionan.

CONCLUSIÓN

La forma más segura e infalible de afectar su propia longevidad es mediante la nutrición. Confío en que este capítulo haya revelado algunas sorpresas, así como también nuevos conocimientos sobre la buena nutrición. La clave más importante para vivir más tiempo es el equilibrio. Si se ha pasado su vida comiendo porque disfruta de ciertos alimentos con diferentes sabores, no se detenga. Sin embargo, nunca olvide que el valor real de los alimentos está en la calidad del combustible que le proporciona a una extraordinariamente intrincada máquina natural: su cuerpo.

Capítulo 6

EXTIENDA SU VIDA CON
LAS VITAMINAS

Podríamos agregar de doce a dieciocho años adicionales a nuestra
vida tomando de 3200 a 12 000 miligramos de vitamina C al día.

—DOCTOR LINUS PAULING, LAUREADO
DOS VECES CON EL PREMIO NÓBEL

E N MÉXICO, EL 19 de junio de 1994, el periódico *La Jornada* publicó la siguiente noticia: "Veinticuatro millones de mexicanos están por debajo de los niveles mínimos de nutrición", dijo

Faviano Domínguez, coordinador del Programa para la Promoción de la Salud del Instituto Mexicano del Seguro Social. Siendo un país de solo noventa y cinco millones de ciudadanos en ese momento, esta cifra representaba un asombroso porcentaje de la población.

Incluso si esa estadística hubiera mejorado con el tiempo, sus efectos son de largo alcance. Cuando la población de un país se encuentra nutricionalmente deficiente, su espíritu nacional se estanca. Una deficiencia de nutrientes prolongada resulta en un retraso en el crecimiento, la productividad, la libido, el vigor, la energía y el apetito. Un país de personas desnutridas y obesas es un país sin energía. Cuando su cuerpo tiene déficit de nutrientes, lo mismo le sucederá a usted. Se sentirá crónicamente cansado, débil y en general mal.

Las personas de los países desarrollados a menudo creen que la desnutrición es rara, porque la asociamos con lugares que experimentan hambrunas como Biafra, Bangladesh y Somalia. Sin embargo, existen muchos tipos de malnutrición. Usted puede tener un montón de comida para comer y aún así estar desnutrido si no recibe todas las vitaminas, minerales y otros micronutrientes que su cuerpo requiere a fin de funcionar correctamente.

Darle a su cuerpo los micronutrientes adecuados es comparable con un maestro chef al que se le da la tarea de preparar una comida gourmet. Si se le proporcionan ingredientes suficientes para elaborar la comida, le será posible cocinarla. No obstante, si solo puede contar con ingredientes inferiores, su comida no será de alta calidad. Lo mismo sucede con su cuerpo. Cuando usted le proporciona los micronutrientes que su cuerpo necesita, brillará con energía, vitalidad y salud. Pero cuando su cuerpo debe luchar para mantener las funciones diarias sin vitaminas, minerales y otros nutrientes vitales básicos, puede llegar a ser cada vez más débil. Este camino conduce a la enfermedad y, en última instancia, a una muerte temprana e intempestiva. Es un hecho probado que proveerle a su cuerpo micronutrientes aumentará su vitalidad, mejorará su salud y alargará su vida.

Cualquiera sea la causa de la malnutrición del cuerpo, los médicos tienden a olvidar que la enfermedad a menudo está estrechamente relacionada con ella. Tristemente, miles de personas mueren todos los días por no tener suficiente comida para comer. Sin embargo, aún más impactante es que miles mueren de malnutrición con sus despensas llenas de comida. Estas personas desnutridas están llenando su cuerpo con dulces, patatas fritas, refrescos y pan blanco…alimentos caros y nutricionalmente vacíos. En los Estados Unidos, 70% de todas las muertes están ligadas de alguna manera a comer demasiada grasa, azúcar y sal.[1]

La mayoría de aquellos cuyos cuerpos están comenzando a luchar la batalla del envejecimiento sufren de deficiencias de vitamina A, vitamina B_{12}, vitamina C, calcio y hierro. La población estadounidense en general padece de falta de zinc, ácido fólico, vitamina C, vitamina B_6, cobre, calcio y hierro.

El metabolismo del cuerpo es un sistema complejo. No podemos esperar que al suministrarle a nuestro cuerpo unos cuantos químicos, naturales o sintéticos, alcanzaremos instantáneamente la salud y el desempeño máximos. A menudo es necesario un amplio espectro de sustancias. Cuando usted es joven, el alimento natural y sano puede suplir por lo general la mayor parte de lo que necesita para tener energía y salud, y por lo tanto proveerle una nutrición exitosa. Sin embargo, mientras envejece, o en medio de situaciones estresantes como las provocadas por el medio ambiente, las enfermedades o algunas condiciones extremas tales como el ejercicio, comer alimentos normales podría no ser suficiente. El envejecimiento al nivel metabólico parece asolar a las células de una persona como una enfermedad. En estas situaciones los suplementos pueden ayudar.

Démosle un vistazo más de cerca a los micronutrientes y cómo pueden proporcionar una defensa en la guerra celular que su cuerpo debe pelear contra el envejecimiento.

El poder de los micronutrientes

No obtener suficientes nutrientes puede provocar enfermedades, y la falta de un solo nutriente puede incluso causar la muerte. En 1750, James Lind fue el primero en demostrar científicamente que los alimentos no solo tienen la función de satisfacer el hambre, sino también contienen elementos esenciales que nuestros cuerpos no pueden producir, elementos que determinan nuestra salud física e incluso mental.

Lind también descubrió la relación entre la falta de nutrientes específicos y las enfermedades. En 1747, llevó a cabo el primer estudio clásico con los marineros que sufrían de escorbuto. Él les prescribió a estos hombres alimentos específicos. Aquellos individuos que comieron naranjas y limones se curaron en seis días. Este descubrimiento salvó la vida de innumerables marineros que simplemente comenzaron a llevar naranjas y limones a bordo, razón por la cual los marineros recibieron el apodo de "limoncitos". A través de este descubrimiento novedoso, el doctor Lind estableció el vínculo entre los tipos de comida y la salud.

Lind publicó sus conclusiones en 1753 en una obra titulada "Un tratado sobre el escorbuto". Tuvieron que pasar veinte años antes de que sus hallazgos tuvieran un impacto internacional. En aquellos días no había teléfono ni telégrafo, y tampoco convenciones médicas mundiales.

La era de la nutrición científica comenzó ciento sesenta años después del descubrimiento de Lind. En 1912, el doctor Casimir Funk descubrió la tiamina (vitamina B_1). Su descubrimiento ayudó a curar una enfermedad conocida como beriberi.[2] Aun así, la ciencia médica ha rechazado a menudo las soluciones nutricionales para las enfermedades, eligiendo en cambio buscar respuestas mediante la investigación de drogas. No obstante, el impacto de las vitaminas en nuestro cuerpo no debe ser subestimado.

DELE A SU CUERPO LOS MEJORES RECURSOS

¿Alguna vez ha plantado un jardín o tratado de cultivar una sola planta? Si es así, ha aprendido que las plantas necesitan un cuidado continuo. Si usted las riega y les proporciona una buena tierra y algo de abono ocasional, crecerán y prosperarán. Si las abona todavía más y les ofrece toda la luz solar y el agua que necesitan, florecerán y producirán frutos. Con un cuidado óptimo puede aumentar su resistencia y fecundidad, y será capaz de causar un impacto en la longevidad de sus plantas.

Su cuerpo no es en realidad muy diferente. Si le da a su cuerpo todas las vitaminas, minerales y otros nutrientes que necesita, terminará con un cuerpo muy diferente al de alguien que es negligente y descuidado, especialmente en términos de salud, energía, resistencia y longevidad.

Proporcionarle a su cuerpo los mejores recursos tiene un efecto increíble. Usted puede ver el impacto dramático de los nutrientes en las plantas, que tienen una vida mucho más corta. El impacto de una falta de nutrientes con el tiempo sobre el cuerpo humano es aun más dramático, aunque puede ser menos obvio al principio. Una persona cuyo cuerpo es privado de los nutrientes vitales probablemente no notará un gran efecto durante años, a menos que la privación sea muy grave. Este individuo sufrirá resfriados, gripe y otras enfermedades más a menudo. Puede entrar en la mediana edad sintiéndose fatigado todo el tiempo y generalmente mal. A la larga, la fatiga crónica y la enfermedad grave seguirán, con una muerte prematura como resultado final.

Esto no tiene que sucederle a usted. Puede elegir proporcionarle a su cuerpo todo lo que necesita para tener una salud óptima. Comience a aprender qué micronutrientes requiere su cuerpo. Cuanto antes empiece a darle a su cuerpo todo lo que necesita para un rendimiento máximo, mejor. Si usted es menor de treinta y cinco años, puede obtener todos los micronutrientes que su cuerpo requiere con una dieta saludable y bien balanceada, y tomando un buen suplemento de multivitaminas y multiminerales diario. Si es mayor de treinta y cinco años, tenga en cuenta que el proceso de envejecimiento que ya ha comenzado a tener lugar en su cuerpo a un nivel celular tiene el mismo efecto destructor en sus células que una enfermedad devastadora. Debe comenzar a contrarrestar este efecto siendo muy inteligente con respecto a los requerimientos de micronutrientes de su cuerpo.

El superefecto de los suplementos

A mi modo de ver, es necesario consumir cantidades muy altas de nutrientes para mantener la salud, especialmente a través de la mediana edad y más allá. Hoy en día, muchos médicos insisten en que una dieta equilibrada no debe exigir suplementos nutricionales.

Esto podría haber sido cierto doscientos o trescientos años antes de que la industria alimenticia comenzara a manipular nuestro suministro de alimentos. Sin embargo, hoy los suplementos nutricionales son absolutamente esenciales.

Démosle un vistazo a algunos suplementos que resultarán invaluables para su salud y longevidad.

Las vitaminas y la vitalidad

La palabra *vitamina* fue inventada por Casimir Funk mientras buscaba la causa del beriberi. Él quería un término que pudiera distinguir a un nutriente que no perteneciera a las proteínas, los carbohidratos, las grasas o los minerales.[3]

Las vitaminas actúan principalmente como coenzimas. Ellas no son los bloques de construcción del cuerpo como las proteínas. No producen energía. Ni siquiera son elementos básicos. Las vitaminas mejoran el metabolismo, previenen enfermedades y ayudan a frenar el proceso de envejecimiento.

Nuestros problemas de salud se reducirían mucho si tomáramos vitaminas en las cantidades adecuadas.

Consideremos algunos suplementos vitamínicos que pueden alargar su vida de una manera extraordinaria.

Adicione años con la vitamina C

De acuerdo con el doctor Linus Pauling, un científico dos veces ganador del Premio Nóbel, se ha demostrado que la vitamina C le añade años a su vida. Él creía firmemente que alargó su propia vida por veinte años tomando megadosis de vitamina C.[4]

Una gran cantidad de evidencia está empezando a demostrar que Pauling tenía razón. Incluso las dosis bajas de vitamina C pueden darle a su esperanza de vida un impulso real. "Ahora tenemos la primera prueba sólida de que la vitamina C puede agregarle años a su vida", afirma Morton A. Klein. Según él: "Solo las muertes por enfermedad cardiovascular disminuyeron más de 40% en los tomadores de vitamina masculinos". Klein y James E. Engstrom de la UCLA (University of Los Angeles), quien posee un doctorado, analizaron la ingesta dietética gubernamental de once mil estadounidenses. Ellos encontraron que consumir 300 miligramos de vitamina C diarios (aproximadamente la mitad en suplementos) agregó seis años a la vida de un hombre y dos años a la vida de una mujer.[5]

Según Engstrom, los notables beneficios de la vitamina C que prolongan la vida, lejos de lo que se puede esperar, disminuyen el colesterol y reducen la grasa. Aquellos que toman vitamina C viven más tiempo incluso si fuman, comen dietas pobres y no se ejercitan.[6]

La evidencia epidemiológica y la investigación extensa han demostrado que la vitamina C es un poderoso antioxidante.[7] También ayuda a proteger el cuerpo de diversos contaminantes, incluyendo las toxinas causadas por el humo del cigarrillo.[8] Además, los suplementos de vitamina C han demostrado reducir el riesgo de la enfermedad cerebrovascular y la demencia.[9]

El doctor Pauling murió de cáncer a la edad de noventa y tres años. Antes de morir, dijo: "Tengo que atribuirle mi salud hasta este punto en gran medida a mi ingesta de vitaminas y minerales". A pesar de que murió de cáncer, creía que las vitaminas habían retrasado la aparición de la enfermedad por cerca de veinte años. Afirmó que no había sufrido de resfriados desde que empezó a tomar altas dosis de vitamina C en 1965. Él comenzó a tomar una sola píldora de vitamina en 1941. Con el tiempo, llegó a ingerir 18 000 miligramos de vitamina C al día.

El ganador del Premio Nóbel creyó que podíamos vivir de doce a dieciocho años adicionales si tomamos de 3200 a 12 000 miligramos de vitamina C al día, que es más o menos lo mismo que comer entre 45 y 170 naranjas.

No sugiero que tome megadosis de vitamina C como lo hizo el doctor Pauling. Un estudio reciente ha demostrado un vínculo entre las dosis elevadas de píldoras de vitamina C y el endurecimiento de las arterias. Sin embargo, le sugiero que comience a tomar un suplemento para asegurarse de que su cuerpo está recibiendo abundancia de vitamina C. La vitamina C es comúnmente considerada una vitamina que podrá eliminar fácilmente de su cuerpo si toma demasiado. Por lo tanto, asegúrese de ingerir al menos la cantidad diaria recomendada o más. Y trate de obtener la mayor cantidad de vitamina C que sea posible de sus fuentes de alimentos en lugar de tomar píldoras. De dos a tres gramos diarios se considera adecuado para combatir los estragos del envejecimiento.[10]

Aumente su poder de
permanencia con la vitamina E

Se ha demostrado que suplementar su dieta con vitamina E ralentiza el proceso de envejecimiento en su cuerpo.[11] No obstante, la vitamina E tiene otros beneficios también. Se ha demostrado que aumenta la inmunidad.[12] Además, ayuda a proteger su cuerpo contra las enfermedades del corazón.[13] La vitamina E también es valiosa para la prevención del cáncer, y ayuda a fortalecer el cuerpo para combatir los estragos de la artritis reumatoide.[14] Los individuos con enfermedad de Alzheimer fueron capaces de mantener la función mental más tiempo cuando se les administró vitamina E.

La vitamina E también reduce el riesgo de pérdida de memoria que puede resultar del proceso de envejecimiento.[15]

La vitamina E frena el proceso de envejecimiento de varias maneras.

+ Ayuda al cuerpo a protegerse contra el daño oxidativo del ADN en las células.[16] Si usted recuerda, he discutido anteriormente cómo el envejecimiento tiende a causar que el ADN se vea afectado en las células que se están reproduciendo. La vitamina E ayuda a impedir que esto ocurra.

+ La vitamina E también ayuda a inhibir la oxidación del LDL.[17] El LDL es el colesterol malo en la sangre que se vuelve rancio cuando se encuentra con el oxígeno. Este proceso conduce al endurecimiento de las arterias. Sin embargo, complementar su dieta con vitamina E puede evitar que esta oxidación tenga lugar.

+ La vitamina E también ayuda al cuerpo a transportar la glucosa vital a través de las células y ayuda a regular el crecimiento celular.[18] Ya hemos discutido cómo el envejecimiento tiene lugar a nivel celular. Si el cuerpo no dispone de los materiales que necesita para reproducir las células de manera eficiente, la próxima generación de células será menos perfecta que la anterior. Mientras esto continúa ocurriendo en las células de la piel, los órganos y otras partes del cuerpo, los efectos del envejecimiento, tales como una piel arrugada, empiezan a manifestarse. Ayudando al cuerpo a reabastecer las células, el envejecimiento se ralentiza. ¡La vitamina E puede mantener su piel luciendo más joven!

La vitamina E se encuentra en los alimentos solubles en grasa como aceites vegetales (principalmente de soja, girasol y maíz), frutos secos, semillas, granos enteros y germen de trigo. También se halla en algunas verduras. Si tiene menos de treinta y cinco años de edad, puede obtener toda la vitamina E que necesita por medio de una dieta muy saludable, complementada con un suplemento de multivitaminas y minerales diario. Sin embargo, es prácticamente imposible obtener las dosis de vitamina E que retardan el envejecimiento en su comida.

Si tiene más de treinta y cinco años de edad, tome por lo menos de 100 a 400 unidades internacionales (UI) de vitamina E diariamente. Tome vitamina E con las comidas, y si es posible, ingiérala un par de veces al día en lugar de una sola vez. Esto mantendrá los niveles en sangre constantemente altos. Como una palabra de advertencia, no tome más de 1000 UI a diario.

VENZA EL GOLPE DEL ENVEJECIMIENTO CON BETACAROTENO

Tomar vitamina C y E lo ayudará a librarse del envejecimiento prematuro. Sin embargo, no obtendrá el efecto antienvejecimiento máximo sin también consumir una gran cantidad de betacaroteno.

El betacaroteno es el pigmento naranja que se encuentra en las zanahorias y otras verduras. Este antioxidante actúa donde otras vitaminas y antioxidantes terminan. El betacaroteno es una fuerza poderosa contra el cáncer, las enfermedades del corazón, las cataratas y la falta de inmunidad; en otras palabras, el deterioro general causado por el envejecimiento.[19]

Cuando se estudiaron a individuos que padecían demencia senil, los investigadores descubrieron que a menudo tenían una ingesta muy baja de betacaroteno en comparación con los que seguían teniendo habilidades mentales agudas durante toda la vejez.[20]

El betacaroteno se encuentra en zanahorias, batatas, calabaza, albaricoques, brócoli y espinacas. Si tiene menos de treinta y cinco años de edad, comer una dieta abundante que contenga estos vegetales y frutas le proporcionará todo el betacaroteno que su cuerpo necesita. Si es mayor de treinta y cinco años, puede optar por comenzar a complementar su dieta con un suplemento diario de 15 000 a 25 000 UI de betacaroteno para estar seguro de que recibe todo lo necesario de esta sustancia vital que su cuerpo requiere para retrasar el proceso del envejecimiento.

UNA MEZCLA TRIPLE

Tomar suplementos de vitamina C, vitamina E y betacaroteno puede producir un triple cóctel de suplementos que retrasa los efectos del envejecimiento.

Como se mencionó anteriormente, los radicales libres son como una metralla molecular causada por los efectos perjudiciales del oxígeno en las células. Muchos investigadores creen firmemente que solo los radicales libres contribuyen en gran parte a lo que llamamos envejecimiento a nivel celular. Otros consideran que los radicales libres, junto con los muchos otros factores que ya hemos discutido, se combinan todos para causar el envejecimiento.

Sin importar lo que usted crea sobre el envejecimiento y los radicales libres, no hay duda de que los radicales libres tienen un impacto tremendo en el proceso de envejecimiento. Usted puede recibir ayuda para evitar el envejecimiento de cualquiera de los tres suplementos que he mencionado: vitamina C, vitamina E y betacaroteno. Cada uno contiene individualmente abundante poder antioxidante para combatir el deterioro corporal debido a los radicales libres. No obstante, el efecto de los tres juntos se incrementa de una forma impresionante.[21]

He aquí lo que los investigadores de Harvard encontraron en estudios de miles de enfermeras. En las mujeres que consumen mucha vitamina E, en su mayor parte a partir de suplementos (más de 200 UI diarios), las probabilidades de las principales enfermedades cardiovasculares se redujeron 34%. Aquellas que ingirieron altas cantidades de betacaroteno redujeron su riesgo de enfermedad cardíaca en 22%. Las enfermeras que toman altas dosis de vitamina C redujeron las probabilidades en 20%. Sin embargo, en las mujeres que ingirieron las cantidades más altas de los tres antioxidantes, el riesgo de la enfermedad cardíaca disminuyó casi 50%.[22]

Lo mismo ocurre con el cáncer y las apoplejías también. Este efecto antioxidante acumulativo de los tres es mucho mejor que el de cualquier antioxidante único para retardar el atascamiento y el deterioro constantes de las arterias, evitando así los ataques cardíacos y las apoplejías.[23]

LAS VITAMINAS B Y EL ÁCIDO FÓLICO

No tiene mucho sentido no tomar un suplemento diario de vitamina B que contiene B_{12}, B_6 y ácido fólico. El ácido fólico también se encuentra abundantemente en las verduras frescas de hojas verdes. Una deficiencia de vitaminas B en sus niveles de sangre—deficiencias que a menudo son indetectable cuando se hacen pruebas—puede hacer que su cuerpo comience a mostrar síntomas de senilidad o, peor aún, de la enfermedad de Alzheimer. Un importante estudio mostró que 28% de los pacientes con perturbaciones neurológicas sin signos de anemia atribuible a una deficiencia de B_{12} seguía sufriendo demencia, pérdida de equilibrio y otros trastornos psiquiátricos debido a la falta de vitamina B_{12}.[24]

Según una investigación de la Universidad Tufts, si usted no recibe suficiente B_6 puede ser más vulnerable a las señales clásicas del envejecimiento: un sistema inmunológico fallido, disminución de la agudeza mental, un corazón débil y un sistema inmunológico comprometido.[25]

La investigación revela que el ácido fólico ayuda a dirigir el crecimiento de nuevas células en el cuerpo como un policía de tráfico podría dirigir el tráfico. Una escasez o falta de ácido fólico puede resultar en células anormales. Es ampliamente conocido que la falta de ácido fólico en las etapas del embarazo aumenta las posibilidades de defectos de nacimiento. Dado que el envejecimiento está muy implicado en la reproducción incorrecta de las células, obtener suficiente ácido fólico es una necesidad.

Estudios recientes demostraron que ingerir más de la dieta recomendada de ácido fólico y vitamina B_6 puede ser una forma importante de prevenir la enfermedad coronaria.[26] Los resultados experimentales vinculan una mayor ingesta de ácido fólico y vitamina B_{12} con niveles más bajos de homocisteína.[27] Las observaciones epidemiológicas también sugieren una fuerte asociación entre los niveles de homocisteína y las enfermedades cardiovasculares.[28]

Resulta probable que las personas que fuman de veinte a treinta cigarrillos al día tosan mucosidad o flema que contiene células precancerosas. Cuando estas células precancerosas se convierten en malignas, hay un estado avanzado de cáncer del pulmón. La eliminación de estas células precancerosas podría reducir la incidencia de cáncer. Esto es lo que sucedió cuando los investigadores de la Universidad de Alabama les suministraron a los fumadores altas dosis de ácido fólico y vitamina B_{12}. Sorprendentemente, un gran número de células premalignas desapareció en un plazo de cuatro meses, aunque la gente seguía fumando.[29] ¡Esto proporcionó una prueba poderosa de que, además de otros beneficios increíbles, las vitaminas B poseen propiedades extraordinarias para combatir el cáncer también!

Si tiene más de sesenta años de edad, es más seguro tomar dosis de no más de lo siguiente:

+ 50 miligramos de B_6 diarios
+ 400–1000 microgramos de ácido fólico al día
+ 500–1000 microgramos de B_{12} diarios

Para hacerlo más fácil, solo tome un suplemento de vitamina B diariamente, sin importar su edad.

EL PODER DE LAS VITAMINAS

Comemos para que nuestros cuerpos puedan tener las vitaminas y la energía que necesitamos. Muchos de nosotros hemos permanecido ignorantes en cuanto al papel vital que las vitaminas juegan en la salud y la longevidad de nuestro cuerpo, y hemos sido privados de mucho como resultado. El Señor proclamó por medio del antiguo profeta Oseas: "Mi pueblo fue destruido, porque le faltó conocimiento" (Oseas 4:6).

No deje que la falta de conocimiento acerca de las vitaminas vitales acorte su vida. Si le da a su cuerpo todo lo que necesita para funcionar lo mejor posible, será como el conejo de Energizer. ¡Cuando sus compañeros estén empezando a disminuir la velocidad, usted seguirá y seguirá y seguirá!

Capítulo 7

EXTRACCIÓN DE MINERALES PARA ALCANZAR LA LONGEVIDAD

Entonces Jehová Dios formó al hombre del polvo de la tierra.

—GÉNESIS 2:7

S I LAS VITAMINAS son la gasolina para el motor antienvejecimiento, los minerales son el aceite. La Biblia dice que nuestro cuerpo fue creado originalmente del polvo de la tierra, razón por la cual contiene los mismos minerales que el suelo. "Entonces Jehová Dios formó al hombre del polvo de la tierra, y sopló en su nariz aliento de vida, y fue el hombre un ser viviente" (Génesis 2:7).

Debido a que fuimos creados del polvo, todos los materiales que nos forman se encuentran en la tierra. De los elementos más importantes para que nuestros órganos funcionen y sobrevivan, los minerales se encuentran al inicio de la lista, y los obtenemos directa o indirectamente del suelo. Ninguna planta o animal sobrevive sin ellos. Los planetas y las estrellas están hechos de minerales, y los seres humanos los necesitamos desesperadamente en nuestros cuerpos terrenales.

Los minerales le permiten al cuerpo mantener un equilibrio entre la acidez y la alcalinidad. Nuestro cuerpo requiere minerales porque está continuamente reconstruyéndose a sí mismo. Esta función se realiza en cada una de las células, y los minerales y vitaminas actúan como agentes catalizadores en el proceso. Cuando estos catalizadores faltan, las reacciones bioquímicas se llevan a cabo de forma incompleta, formando productos tóxicos que ralentizan el proceso de regeneración.

Cuando se le niegan los minerales esenciales, nuestro cuerpo experimenta una degeneración, la cual es parte del proceso de envejecimiento. Los alimentos que el estadounidense promedio consume no mantienen el suministro de minerales del cuerpo a un nivel adecuado. El cuerpo humano no tiene el poder de extraer minerales directamente del ambiente ni la capacidad de fabricarlos a partir de otras sustancias. Nuestra única fuente de suministro de minerales es la comida que ingerimos. Algunos de los alimentos que proporcionan el mejor suministro de minerales son: brócoli, espinaca, berro, cilantro, lechuga, perejil, pimientos dulces, tomates, chiles, nopal y champiñones.

Las encuestas del gobierno de los Estados Unidos confirman que la dieta estadounidense promedio proporciona solo 40% de la cantidad diaria de magnesio. Un estudio de dos años que llevó a cabo la Administración de Alimentos y Drogas, en el cual se analizaron 234 alimentos, encontró que la dieta estadounidense promedio tiene menos de 80% de la ración diaria recomendada de uno o más de los siguientes minerales: calcio, magnesio, hierro, zinc, cobre y manganeso. Lo que hace esto peor es el hecho de que lamentablemente las raciones diarias recomendadas son insuficientes para mantener la salud.

Un gran estudio realizado por el Departamento de Agricultura de los Estados Unidos encontró que solo 25% de 37 785 individuos consumían magnesio en una proporción igual o mayor que la ración diaria recomendada, que es notoriamente baja. Una revisión en 1995 de quince estudios encontró que una dieta típica contiene solo una fracción de la cantidad que se recomienda ingerir a diario.[1]

Veamos algunos minerales esenciales en la lucha por revertir el proceso de envejecimiento.

EL PODER DEL CROMO

Las ratas que recibieron picolinato de cromo continuaron viviendo y prosperando durante un año completo más allá de su expectativa de vida, la cual fue de un tercio completo más.[2] ¡En los seres humanos esto podría aumentar la duración de la vida promedio de 75 a 102 años!

Gary Evans, quien tiene un doctorado y es profesor de química en la Universidad Estatal de Minnesota en Bemidji, Minnesota, así como un prominente investigador del cromo, dijo: "No me sorprendió. Esperaba que ellos vivieran más tiempo, porque mostraban muchas de las características de los animales de laboratorio que consumían dietas con restricciones calóricas, y esos animales siempre viven más tiempo".[3] El mecanismo que le permite al picolinato de cromo prolongar la vida es posiblemente mediante la regulación de los niveles sanguíneos de glucosa y lípidos.

Si tiene veinte años o más, lo más probable es que le falte cromo y por lo tanto envejecerá mucho más rápido de lo que necesita.[4] La mayoría de nosotros no ingiere suficiente cromo en nuestras dietas. En adición, los niveles de cromo en nuestros cuerpos disminuyen con la edad.

Cuando toma un suplemento de cromo todos los días, ayuda a su cuerpo de varias maneras:

- La grasa corporal disminuye cuando se agrega cromo a la dieta.

- El tejido muscular magro mejora y el "colesterol malo" (LDL) se reduce.[5]

La razón más importante para tomar cromo es evitar un envejecimiento acelerado provocado por una excesiva cantidad de la hormona insulina en la sangre. Demasiada insulina puede causar diabetes y puede destruir sus arterias. Una cuarta parte de los estadounidenses presenta un trastorno grave de la insulina después de la mediana edad.[6]

El doctor Evans dijo: "Yo le llamo al cromo el 'nutriente geriátrico', porque todo el mundo empieza a necesitarlo a los treinta y cinco años".[7]

Entonces, ¿cuánto cromo debe tomar? Aquí está mi recomendación:

después de los treinta y cinco años, ingiera al menos de 200 a 500 microgramos de cromo por día.

EL FUERTE SELENIO

Además de necesitar más cromo, la mayoría de los individuos obtienen poco selenio en sus dietas. Este notable mineral tiene un efecto increíble sobre todos los mecanismos de envejecimiento conocidos. Las poblaciones cuyas dietas contienen mucho selenio viven más tiempo. Y por el contrario, las poblaciones cuyas dietas son deficientes en selenio tienen una reducida esperanza de vida.[8] La posible razón de la elevada mortalidad en las regiones con deficiencia de selenio puede ser el envejecimiento acelerado debido al daño celular que causan los radicales libres del oxígeno.

Este maravilloso mineral fortalece el cuerpo contra las enfermedades del corazón y otros padecimientos crónicos como el cáncer.[9] El selenio también puede ayudar a impedir que los virus, incluso los viciosos como el VIH, el cual produce el SIDA, se escapen de las células y propaguen la destrucción por todo el cuerpo. Cuando sus células están bajas en selenio, como suele suceder cuando envejece, el funcionamiento de su sistema inmune se ve afectado negativamente.[10]

A medida que envejece, el nivel de selenio en su cuerpo se reduce. Después de los sesenta años, los niveles de selenio decaen 7%, y después de la edad de setenta y cinco tales niveles de selenio se desploman 24%. Las personas con menos selenio en la sangre tienen más enfermedades del corazón, cáncer y artritis.[11]

Si tiene más de cuarenta años, tome de 200 a 400 microgramos de selenio diariamente para lograr un efecto antienvejecimiento máximo. Una sola nuez de Brasil contiene la misma cantidad de selenio que una píldora de este mineral, pero la nuez debe provenir directamente de su cáscara. ¡La nuez de Brasil promedio contiene aproximadamente 100 microgramos de selenio, y también tiene ácidos grasos esenciales!

LA POTENCIA DEL ZINC

El zinc es uno de los elementos más importantes de su cuerpo para muchas funciones biológicas vitales, incluyendo la síntesis del ADN y las proteínas, la división celular y la expresión génica. El zinc es un componente integral para más de doscientas enzimas, muchas proteínas, hormonas, neuropéptidos, receptores hormonales y otras estructuras biológicas. Debido a estas funciones fisiológicas tan primordiales, se considera al zinc un elemento importante para asegurar el correcto funcionamiento de su cuerpo, desde su primer estado embrionario hasta los últimos días de su vida.[12]

Si alguna vez hubo un mineral conectado a un reloj biológico, podría ser el zinc. El zinc está estrechamente relacionado con el trabajo de una pequeña glándula llamada el timo, la cual se encuentra detrás de la parte superior del esternón. Cuando usted nació, su timo era más grande que su corazón. Sin embargo, para el momento en que alcanzó los cuarenta, era casi imposible encontrarlo en una radiografía.[13]

El timo, el órgano primario del sistema inmunológico, es por lo tanto llamado el marcapasos del envejecimiento.[14] Con la disminución del timo vienen niveles de zinc cada vez más reducidos. Como el cuerpo experimenta un déficit en aumento de zinc, la capacidad del sistema inmunológico para afrontar los estragos del envejecimiento disminuye grandemente.

Sin embargo, es posible invertir este proceso. Algunos experimentos con roedores a los que se les suministró una dieta de zinc demostraron que muchos cambios relacionados con el sistema inmunológico pueden ser revertidos. Sorprendentemente, tomar suplementos de zinc incluso causó que el timo volviera a crecer.[15]

Los investigadores franceses descubrieron que incluso en las personas muy ancianas, el sistema inmune puede rescatarse mediante un suplemento de zinc. Estos científicos le dieron a un grupo de personas institucionalizadas, cuyas edades oscilaban entre los 73 y los 106 años, 20 miligramos de zinc al día, y la actividad de su glándula timo se disparó tanto como 50% en un par de meses. Casi todos los sujetos tenían falta de zinc al empezar.

Curiosamente, los niveles crecientes de zinc causaron que también subieran los niveles de albúmina en la sangre, una proteína notoriamente baja en la mayoría de las personas. La albúmina es un biomarcador de la longevidad. ¡Aquellos con altos niveles viven más tiempo! Por lo tanto, el zinc puede indirectamente prolongar la vida.[16]

Si tiene más de treinta y cinco años de edad, tome una dosis diaria de 15 a 30 miligramos de zinc. Sin embargo, si usted tiene más de setenta y cinco años, puede necesitar una dosis de 50 miligramos o más para recuperar la actividad del timo. Tales dosis altas no deben tomarse sin una supervisión médica cuidadosa.[17]

UNA SOLUCIÓN DE MÚLTIPLES MINERALES

Maureen Kennedy Salaman, autora de *Foods That Heal* [Alimentos que curan] y *All Your Health Questions Answered Naturally* [Todas sus preguntas sobre la salud contestadas naturalmente], es una autoridad en el tema de los minerales. Ella recomienda tomar una fórmula suplemental de una solución de minerales. Salaman dice: "Los minerales en solución se asimilan fácilmente en el cuerpo, y no se ven comprometidos por las alergias, los problemas digestivos o una falta de ácido estomacal".[18] Estoy de acuerdo con ella; tomar minerales en solución lo ayudará a absorberlos mejor.

EL PODER NATURAL DE LOS NUTRIENTES

Ahora que le hemos dado un vistazo a algunos minerales que pueden producir un gran impacto en la forma en que envejece y en cuánto tiempo usted vive, consideremos algunos otros nutrientes que han demostrado combatir poderosamente el proceso de envejecimiento.

La coenzima Q_{10}

Una de las principales quejas del envejecimiento es la disminución de la energía a nivel celular. La coenzima Q_{10} puede ayudar.

Así como el motor de su auto necesita una chispa para ponerse en marcha, las células de su cuerpo necesitan una clase similar de estímulo. La coenzima Q_{10} proporciona la chispa que inicia los motores de las mitocondrias. Al atacar las mitocondrias, los radicales libres roban la producción de energía. Esta es la parte celular donde se quema oxígeno a fin de darles a las células suficiente energía para continuar con la vida. Sin esta chispa, la vida celular, así como toda la vida humana, dejaría de existir.[19]

La coenzima Q_{10} es una quinona soluble en grasa de origen natural con propiedades similares a las vitaminas, la cual es un componente esencial del proceso de producción de energía que tiene lugar en la mitocondria de las células. Como antioxidante, la coenzima Q_{10} juega un papel importante en la protección de las mitocondrias del corazón del daño de los radicales libres durante el envejecimiento.[20] También inhibe el LDL ("colesterol malo") y ayuda a prevenir la aterosclerosis.[21]

A medida que envejece, las reservas de su cuerpo de la coenzima Q_{10} disminuyen. El nivel de coenzima Q_{10} también disminuye significativamente en los fumadores y aquellos con altos niveles de colesterol y la enfermedad cardíaca. Existe evidencia que relaciona al cáncer con los niveles bajos de la coenzima Q_{10}, así como también con la disfunción del sistema inmunológico.[22]

Ya hemos visto que el proceso de envejecimiento está asociado con un aumento en la oxidación celular. Esto puede deberse en parte a una disminución de los niveles de coenzima Q_{10}. Este nutriente también puede ser aplicado tópicamente para reducir el impacto del envejecimiento en la piel.[23]

Si usted tiene más de cuarenta, aquí está mi consejo: tome 50 miligramos diarios de una forma comercialmente disponible de coenzima Q_{10} con su comida más pesada. O tome 30 miligramos al día de una forma soluble de la coenzima Q_{10} completamente nueva (Q-Gel), la cual posee una alta biodisponibilidad (2,73 veces mayor que las formas comerciales).[24]

Aceites de pescado que mejoran el cerebro y protegen el corazón

Los aceites de pescado contienen dos ácidos grasos omega-3 llamados EPA y DHA. Sin embargo, las plantas proporcionan una rica fuente de ácido graso omega-3 llamado ácido alfa-linolénico (ALA).

Los estudios con esquimales y japoneses—que consumen ambos grandes cantidades de pescado y otras especies marinas ricas en aceites de pescado—han demostrado que ambos grupos tienen un riesgo mucho menor de sufrir enfermedades cardiovasculares, que es la principal causa de muerte temprana.[25] Tomar un suplemento de DHA en la dieta mejora la capacidad de aprender, mientras que las deficiencias de DHA están asociadas con un déficit en el aprendizaje.[26] Las disminuciones de DHA en el cerebro están relacionadas con el deterioro cognitivo durante el envejecimiento y con el desarrollo de la enfermedad de Alzheimer esporádica.[27]

Usted puede aumentar su ingesta de ácidos grasos omega-3 de las siguientes formas:

+ Coma pescado graso. Los pescados con más aceites antienvejecimiento omega-3 (EPA y DHA) son: macarela, anchoas, arenque, salmón, sardinas, fletán y róbalo. Los pescados con cantidades moderadas son: rodaballo, pez azul, atún, róbalo rayado, eperlano, ostras, pez espada, róbalo, trucha arco iris y pámpano.[28]

+ Coma aceites vegetales. Los aceites de canola y soja constituyen ricas fuentes de ALA.[29]

+ Coma alimentos vegetales con un contenido relativamente alto de omega-3 (ALA), tales como frutos secos, semillas y soja.[30]

+ Tome aceite de linaza como suplemento. Este aceite es particularmente ricos en ácidos grasos omega-3, principalmente ALA con un contenido promedio de 58%.[31]

Los ácidos grasos omega-3 dietéticos reducen los riesgos de la enfermedad coronaria al reducir el colesterol total en la sangre sin disminuir el HDL ("colesterol bueno"),[32] previenen la arritmia cardíaca fatal,[33] inhiben la aterosclerosis,[34] e inhiben la coagulación.[35]

En un estudio se realizó el seguimiento de 20 551 médicos varones durante once años para explorar la relación entre el consumo de pescado y el riesgo de muerte súbita cardiaca. Los investigadores encontraron que en los que consumieron más de una comida con pescado graso a la semana, el riesgo de muerte repentina de un ataque al corazón disminuyó 52% en comparación con aquellos que consumieron menos de una comida de pescado al mes. En general, el riesgo de mortalidad también se redujo en aquellos que comían pescado con frecuencia.[36] La acción más poderosa en la enfermedad cardiovascular de los ácidos grasos omega-3 de los peces y las plantas es que en realidad ayuda a prevenir la fibrilación ventricular y la muerte súbita.

Si usted nunca ha sufrido una enfermedad del corazón, consuma 2–3 gramos de aceite de pescado (equivalente a 0,6–0,9 gramos de EPA+DHA) por día como prevención. Aquellos que han sufrido ataques cardíacos (después del infarto de miocardio)[37] deben usar dosis más altas.

HIERBAS CONTRA EL ENVEJECIMIENTO

La Biblia exalta las virtudes de las hierbas. La misma declara: "Él [Dios] hace producir el heno para las bestias, y la hierba para el servicio del hombre, sacando el pan de la tierra" (Salmo 104:14).

He aquí varias hierbas para añadir a su lista de compras de suplementos contra el envejecimiento.

Ajo

El primer lugar en la lista lo ocupa el ajo. Esta hierba ha sido conocida por sus propiedades medicinales durante siglos, pero es más conocida por su sabor picante. El extracto de ajo envejecido tiene la capacidad de prolongar la vida, mejorar el aprendizaje y la memoria espacial, y prevenir los cambios físicos en el cerebro relacionados con el envejecimiento en los ratones.[38]

El investigador japonés, doctor Hiroshi Saito, profesor de ciencias de la Universidad de Tokio, examinó decenas de productos naturales y sintéticos en busca de un nuevo tratamiento para la senilidad. Él ha demostrado que el extracto de ajo reduce la destrucción relacionada con la edad de las células cerebrales de las ratas, y aún más sorprendente, estimula la ramificación de nuevas neuronas cerebrales. Saito dice que el ajo ayuda a asegurar la supervivencia de las células cerebrales en la vejez e incluso ayuda a los viejos cerebros a regenerarse o realmente a crecer más jóvenes.[39]

El ajo tiene muchas otras propiedades que prolongan la vida. Puede ser utilizado para prevenir la arteriosclerosis,[40] proteger contra la enfermedad cardiovascular,[41] prevenir el cáncer,[42] inhibir o eliminar los radicales libres de oxígeno,[43] y combatir los microbios.[44] Gran parte de la actividad del ajo se deriva de la aliina y la alicina (o sus subproductos inmediatos tales como S-alil-cisteína y S-alilmercaptocisteína encontrados en extractos de ajo envejecido). Además, el ajo contiene los minerales selenio y telurio.[45]

El ajo envejecido usado en los experimentos del doctor Saito se llama "Kyolic". De medio a dos o tres dientes frescos al día debe darle a sus células una inyección de juventud. Dos a tres dientes de ajo frescos equivalen a:

- Una cucharadita de ajo en polvo
- Cuatro tabletas de 1 gramo (1000 miligramos) de ajo en polvo como Kwai
- Cuatro cápsulas de gel de ajo Kyolic
- Una cucharadita de ajo Kyolic líquido

En los suplementos, de 600 a 1200 miligramos de ajo activo en polvo por día han producido efectos protectores del corazón verificados.

Ginkgo biloba

El ginkgo biloba se ha utilizado durante varios miles de años en la medicina tradicional china para tratar el asma y la bronquitis. El árbol de ginkgo biloba es una de las cosas vivas más antiguas de la tierra, siendo capaz de vivir casi cuatro mil años.

Este increíble árbol también parece producir sustancias que pueden ayudarnos a vivir más tiempo. Las ratas de laboratorio que recibieron ginkgo biloba extendieron sus vidas casi 20%.[46] En Europa, el ginkgo biloba se prescribe como un fármaco para el tratamiento de la senilidad y la demencia (enfermedad de Alzheimer), así como para tratar una variedad de los síntomas asociados con el envejecimiento.[47]

El extracto de ginkgo biloba aumenta la eficiencia mental y mejora la pérdida de la memoria en las personas mayores.[48] Además, la investigación ha demostrado que el ginkgo biloba es muy efectivo en el tratamiento de la disfunción eréctil y la disfunción sexual relacionadas con el uso de antidepresivos.[49]

Las hojas y las frutas del ginkgo biloba contienen flavonoides y una colección de sustancias inusuales llamadas *terpenos* (ginkgolides) que son únicos en el reino vegetal. Estos poseen un increíble poder antioxidante, actuando como eliminadores de los radicales libres y por inhibición de la formación de los mismos.[50]

Basado en la investigación actual, he aquí una lista de las poderosas cosas que este superhéroe puede hacer:

+ Mejorar el flujo sanguíneo, especialmente en arterias medianas y pequeñas localizadas muy profundo en órganos vitales tales como el cerebro y el corazón

+ Mejorar la memoria y el procesamiento de información

+ Retardar la progresión de la enfermedad de Alzheimer

+ Reducir el dolor en las piernas por la falta de flujo sanguíneo

- Inhibir la actividad bacteriana de la enfermedad de las encías

- Aliviar los vértigos o mareos

- Reducir el zumbido en los oídos (tinnitus)

- Inhibir el deterioro de la visión debido a la privación de oxígeno de la retina

- Mejorar la pérdida auditiva relacionada con el flujo sanguíneo

- Elevar el HDL (colesterol bueno)

- Inhibir la coagulación anormal de la sangre

- Bajar la presión sanguínea

- Aliviar la impotencia masculina promoviendo el flujo de sangre

- Aliviar la enfermedad de Raynaud, una enfermedad circulatoria que resulta en manos y pies fríos

Casi todos los estudios científicos han utilizado una forma estandarizada de ginkgo que se llama EGb 761, la cual se hace en Alemania. En los Estados Unidos se vende en forma de tabletas bajo el nombre de "Ginkgold". La dosificación normal es un comprimido de 60 miligramos dos veces al día. Beber té hecho de hojas de ginkgo no proporcionará los mismos beneficios que tomar la tableta dos veces al día.

Panax ginseng

Otra hierba asiática popular ha obtenido resultados sorprendentes en la batalla contra el envejecimiento. El panax ginseng, cuyos componentes activos incluyen glucósidos complejos conocidos como ginsenósidos, está bien probado, ya que se ha utilizado en China durante los últimos dos mil años.

Las investigaciones han demostrado que el extracto de ginseng recoge los radicales libres de la sangre que producen el endurecimiento de las arterias y posiblemente cáncer. Se cree que este efecto antioxidante también es responsable del efecto antienvejecimiento del ginseng.[51]

Estos son algunos otros efectos increíbles:

+ Reduce la fatiga[52]
+ Combate los tumores[53]
+ Ayuda con la concentración, la memoria y el estado de alerta[54]
+ Ayuda a proteger el sistema cardiovascular
+ Ayuda al cuerpo a resistir la carga de la contaminación ambiental
+ Mejora la disfunción eréctil[55]

El panax ginseng, que también es conocido como ginseng chino o coreano, es el más famoso. Revise la etiqueta de su producto de ginseng antes de comprarlo para verificar su contenido de ginsenósido.

Su dosis de ginseng está relacionada con la cantidad de ginsenósido que su selección contiene. Por ejemplo, si está tomando un polvo o extracto de raíz de alta calidad que contiene de 5% a 7% de ginsenósidos, la dosis sería de 100 miligramos dos veces al día.

Extracto de semillas de uva

Avances emocionantes en la investigación han revelado que el extracto de las semillas de uva (proantocianidina) puede ayudar a que su piel se vea más joven mucho más tiempo, así como ayudar a su cuerpo a luchar contra muchos ataques del envejecimiento.

Las uvas son una de las frutas más consumidas en el mundo, y son ricas en proantocianidinas, que son flavonoides naturales con propiedades extraordinarias. Más de 60% de estos flavonoides se encuentran en las semillas de la uva.

El extracto de semilla de uva contiene muchas propiedades contra el cáncer. También ayuda a su cuerpo a combatir la inflamación, la artritis, las alergias y las enfermedades del corazón. La investigación ha demostrado que la piel tiende a envejecer más lentamente cuando se toma extracto de semilla de uva.[56] Además, tomar proantocianidinas de semillas de uva también mejora significativamente la visión y fortalece otros órganos, como el hígado y el cerebro.[57]

La dosis para el extracto de semilla de uva es de 100 a 150 miligramos diariamente.

Cebada verde (Barleygreen)

La cebada verde es uno de los más potentes suplementos alimenticios que conozco. Es un producto multiusos que he estado tomando durante años. El doctor Yoshihide Hagiwara, un farmacólogo japonés y médico, desarrolló esta sustancia en polvo. Como grano, la cebada tiene un valor nutricional sobresaliente. Contiene clorofila, enzimas, minerales, aminoácidos y vitaminas, y está llena de fitoquímicos que ayudan al cuerpo a desintoxicarse de los venenos acumulados y los metales pesados.

La genialidad del producto del doctor Hagiwara reside en lo que él le hace al suelo antes de que la cebada se siembre. Él cree que el suelo agotado y empobrecido, al que le llama tierra muerta, produce plantas muertas. Sus especialistas en agricultura preparan el suelo para la cebada verde con nutrientes, no con fertilizantes químicos. Dado que los japoneses tienen una vida más larga que cualquier otro país industrializado, valoro sus conocimientos e investigaciones nutricionales.

CONCLUSIÓN: SABIDURÍA PARA LA LONGEVIDAD

La sabiduría y el buen sentido son necesarios para cuidar nuestros cuerpos, una sabiduría que ofrecerá poderosos beneficios a medida que comenzamos a envejecer.

La sabiduría es el conocimiento puesto en práctica. El conocimiento solo no tiene valor. Salomón dijo que "el comienzo de la sabiduría es el temor del SEÑOR" (Proverbios 9:10, NVI). Usted puede preguntar: "¿En qué se relaciona eso con los minerales y los nutrientes que tomo?". El temor del Señor no tiene nada que ver con tenerle miedo. Más bien se refiere a Él como el Creador. La creación requiere leyes para mantener el orden. Estamos, nos guste o no, todavía sujetos a las reglas del juego. En otras palabras, las leyes de la naturaleza no se pueden romper sin que haya un costo. Y a menudo ese costo es el envejecimiento prematuro y la muerte prematura.

Dios en su sabiduría divina creó nuestros cuerpos para que funcionaran al ser alimentados correctamente con una amplia gama de minerales y nutrientes esenciales. Honramos la sabiduría de las leyes de Dios cuidando de nuestros cuerpos con un gran respeto por su genio creativo.

Los beneficios de obedecer estas leyes sabias son un vigor renovado, una salud rejuvenecida y un aumento de la longevidad.

Capítulo 8

DESCUBRIMIENTO DE ENZIMAS Y HORMONAS

Usted no es viejo hasta que ha perdido todas sus maravillas.

—ANÓNIMO

UN CONCEPTO ACERCA de Dios que los padres de la iglesia concibieron hace muchos años afirma que Dios es un Dios de lo infinito, tanto de lo macrocósmicamente infinito como de lo microcósmicamente infinito. Lo que esto significa es que estamos rodeados de eternidad, tanto en términos de lo que es más grande y lo que es más pequeño que nosotros. Una mirada al espacio revela un infinito macrocósmico. Parece que no importa cuán lejos podamos llegar o qué distancia podamos incluso imaginar, el universo se extiende más allá de nosotros.

Sin embargo, otro universo existe más allá de nuestro alcance también. Es el universo que se extiende infinitamente más allá de nuestra visión debido a su pequeñez: el infinito microcósmico.

Dios no ha escrito simplemente su firma creativa en los árboles, las montañas, los arroyos, los océanos y los ríos. Dios nos ha hablado acerca de sí mismo como un ser eterno al colocarnos en un mundo rodeado por lo infinito.

Nuestros ancestros navegaron océanos y descubrieron continentes en cumplimiento del mandato de Dios de ser fructífero y llenar la tierra y someterla. (Ver Génesis 1:28.) A fin de someter la tierra, algunos aventureros arriesgaron sus vidas en embarcaciones frágiles para localizar y representar en un mapa el mundo más allá de ellos. No obstante, los aventureros de hoy, a través de instrumentos imprecisos, observan el microcosmos infinito para hacer lo mismo.

Los misterios de las tierras y los continentes, los océanos y las montañas les entregaron sus secretos a nuestros antepasados. Sin embargo, es el mundo microcósmico el que contiene los secretos del envejecimiento, secretos que los científicos y aventureros anhelan entender y dominar.

Le hemos dado un vistazo a los misterios de este universo celular al considerar las vitaminas, los minerales, el ADN y el impacto de tales cosas en el envejecimiento. Vamos a enfocar nuestros ojos un poco más y a observar incluso con mayor profundidad este misterioso universo microcósmico con estos aventureros de los días modernos a fin de obtener un atisbo de otra clave en lo que respecta al envejecimiento: el trabajo de las enzimas y las hormonas. De todos los agentes para prolongar la vida, las hormonas son las más complejas y difíciles de aplicar sin controversia y riesgo. Vamos a limitar nuestra discusión de las enzimas solo a la telomerasa, que conlleva la promesa de prolongar la vida.

ALARGANDO EL FINAL DEL TIEMPO
CON LA TELOMERASA

La telomerasa es una enzima que tiene la poderosa promesa de quebrantar el código del envejecimiento.

Como mencionamos anteriormente, cada uno de nuestros cromosomas posee una larga cola llamada telómero. A partir de la década de 1960, los científicos elaboraron la teoría de que estos telómeros actúan como un reloj celular. Cada vez que la célula se divide, el telómero se comporta como una mecha encendida, acortándose en cada ocasión hasta que el telómero se agota y la célula comienza a morir.[1]

Los científicos creen que han descubierto una enzima llamada telomerasa que reconstruye la longitud de los telómeros del cuerpo. Esto significa que si la mecha encendida causa el envejecimiento, entonces los científicos pueden comenzar a invertir el proceso de envejecer en su misma fuente. Lo que resulta particularmente emocionante es que cuando la piel, la retina y las células vasculares en el laboratorio se activaron para producir telomerasa, los relojes internos de estas células fueron retrasados y las células vivieron mucho más tiempo de lo normal.

Estos científicos creen que son los primeros en extender la vida de las células humanas. Otros lo han hecho, solo que ellos han perjudicado a las células en el proceso, como por ejemplo causando que las células se vuelvan cancerosas. Cuando las células fueron manipuladas para producir telomerasa, algo que las células más viejas no hacen, continuaron dividiéndose rápidamente.[2] Según informes tempranos, las células diseñadas para originar telomerasa vivieron casi el doble de lo normal.[3] Esto significa que en el futuro podría ser posible extender nuestra vida alargando la vida de nuestras células individuales una por una.

La telomerasa y el cáncer

A diferencia de las células humanas normales, las células cancerosas no mueren. Ellas se replican tan rápidamente que forman tumores. La teoría de la telomerasa obtuvo un nuevo apoyo con el descubrimiento de que las células cancerosas contienen telomerasa. Los investigadores concluyeron que fue la telomerasa en las células cancerosas lo que causó que continuaran replicándose.

Los investigadores supusieron que si entendían lo que causaba que las células cancerosas vivieran indefinidamente, podrían hacer algunos ajustes celulares que podrían obligar a las células cancerosas a morir. Este tipo de investigación se está llevando a cabo ahora mismo.

Otras promesas

El descubrimiento de la telomerasa promete logros todavía más extraordinarios. Las células que mueren causan muchas enfermedades, desde distrofia muscular hasta arteriosclerosis. La telomerasa podría impedir que las células murieran, ya sea a través de la terapia génica dentro del cuerpo o alterando las células en un laboratorio e inyectándolas de nuevo en un paciente.[4]

Una avalancha de oposición y estudios mezclados

Justo cuando los investigadores pensaron que habían descifrado un código significativo relacionado con el envejecimiento y las enfermedades, una avalancha de oposición creó suficiente escepticismo para enfriar los fuegos de entusiasmo, al menos temporalmente.

Los opositores de la investigación crearon ratones que tenían déficit de telomerasa y los reprodujeron, creando cinco generaciones de criaturas con deficiencia genética. Cuando los ratones fueron inyectados con las células cancerosas, contrajeron cáncer. Los investigadores formularon la teoría de que las células cancerosas pueden superar la deficiencia de telomerasa de los cromosomas y seguir dividiéndose, o el cáncer tiene más de una manera de reparar el daño del telómero.[5]

Sin embargo, otros científicos no están de acuerdo con estas conclusiones, argumentando que los ratones y las personas desarrollan el cáncer de maneras tan diferentes que no es posible llegar a tal conclusión. Además, los telómeros de los ratones son mucho más largos que los humanos, lo que podría afectar los resultados de la prueba.

Así que los expertos todavía no se han puesto de acuerdo en cuanto a la telomerasa. La promesa de la enzima telomerasa es poderosa, pero la investigación está aún en una etapa prematura. No obstante, es posible que esta enzima sea una clave importante para descifrar el código del envejecimiento.

LA PROMESA DE LA HORMONA DEL CRECIMIENTO HUMANO

Las hormonas son sustancias producidas por diversas glándulas endocrinas. Ellas sirven como mensajeros químicos que la sangre transporta a varios órganos específicos, donde regulan una gran variedad de actividades físicas y metabólicas.

Todos los bebés nacen con una cantidad significativa de la hormona del crecimiento en sus glándulas pituitarias. A la glándula pituitaria, localizada en la base del cerebro, se le llama una glándula maestra, ya que envía muchas hormonas diferentes a través del cuerpo para que funcionen de numerosas formas. Una de las hormonas primarias que produce es la hormona del crecimiento, la cual regula el crecimiento.

La hormona del crecimiento disminuye con la edad, lo que afecta el envejecimiento de muchas maneras. Los niveles más bajos de esta hormona están vinculados a una disminución de la masa muscular magra y la masa ósea del cuerpo, un aumento de la grasa corporal, y la pérdida de las funciones tisulares, como la elasticidad de la piel. Los niveles más bajos de esta hormona durante el envejecimiento también hacen más difícil que el cuerpo use las proteínas.[6]

Las hormonas tienen muchos efectos increíbles sobre el cuerpo, y el impacto de la hormona del crecimiento no es diferente en lo absoluto. La hormona del crecimiento ralentiza e invierte muchos de los procesos del envejecimiento que ocurren en las personas mayores. También invierte muchos de los problemas que el envejecimiento causa, como piel arrugada, aumento de la grasa corporal, disminución de la masa muscular, aumento del colesterol, disminución de la resistencia y la energía, y disminución de la función mental.[7]

Hace poco los investigadores comenzaron a experimentar con esta hormona maravillosa en ratones. Sus pruebas condujeron a algunos resultados esperanzadores. En un experimento en la Universidad Estatal de Dakota del Norte, a algunos ratones viejos (de diecinueve meses de edad) se les inyectó la hormona del crecimiento o una solución salina dos veces por semana.

Después de trece semanas, 39% de los ratones que recibieron solución salina estaban todavía vivos, lo cual es normal de acuerdo con la esperanza de vida de los ratones. Sin embargo, 93% de los ratones que recibieron la hormona del crecimiento estaban todavía vivos también. ¡En otras palabras, la esperanza de vida de los ratones a los que se les suministró la hormona del crecimiento superaba todos los criterios!

Cuando las inyecciones se interrumpieron durante seis semanas, los ratones restantes a los que se les suministró solución salina murieron de vejez. No obstante, solo uno de los veinte ratones restantes que recibieron la hormona del crecimiento murió. Entonces los investigadores comenzaron a darles a estos diecinueve ratones restantes la hormona del crecimiento durante otras seis semanas. ¿Sabe lo que sucedió? Al final del período de seis semanas dieciocho de los ratones, que ahora estaban viviendo mucho más allá de su expectativa de vida normal, permanecieron vivos.[8]

Cuando se les administró la hormona del crecimiento a personas ancianas, se vieron afectadas de una manera muy interesante. Su masa muscular se incrementó, los huesos se hicieron más densos, y su piel se volvió más gruesa, para nombrar solo algunos de los resultados sorprendentes.[9]

El doctor Lawrence Dorman, de Kansas City, Missouri, miembro de la Academia Antienvejecimiento Estadounidense, expresó gran entusiasmo con respecto a los resultados del tratamiento hormonal. "Asistí a la Conferencia Antienvejecimiento con más de mil médicos de todo el mundo. La mayoría de los médicos que asistieron estuvieron de acuerdo en que la hormona del crecimiento humano fue uno de los logros más extraordinarios en lo que respecta a revertir el proceso de la enfermedad desde la DHEA", dijo el Dr. Dorman.[10]

La hormona del crecimiento puede ser estimulada en los adultos jóvenes por medio del entrenamiento con pesas y los ejercicios de resistencia. El ejercicio aeróbico puede también tener un efecto profundo en la estimulación de la producción de la hormona del crecimiento en individuos mayores de cuarenta años de edad.[11]

Los vendedores de los tratamientos de la hormona del crecimiento sintética administrada oralmente presumen de todo, desde el aumento de la masa muscular hasta el crecimiento del cabello. Mientras se tomen las cantidades correctas, no se deben experimentar efectos secundarios negativos, o por lo menos eso es lo que dicen los fabricantes.[12] Los tratamientos hormonales administrados oralmente o por medio de inyecciones están disponibles con prescripción.

Sin embargo, aunque la investigación ha obtenido algunos resultados positivos, no se ha llegado a una decisión final en cuanto a tomar suplementos de la hormona del crecimiento. A pesar de que algunos investigadores promueven los efectos positivos de las hormonas del crecimiento sintéticas, otros investigadores refutan las pruebas. Por lo tanto, probablemente es mejor esperar hasta que más resultados de pruebas validen la promesa de la hormona del crecimiento sintética. Si está demasiado ansioso para esperar, al menos tenga mucho cuidado de tomar la dosis correcta. Tomar demasiado puede producir efectos secundarios extremadamente negativos, tales como hombres a los que les crecen senos grandes, hombres y mujeres padeciendo de artritis y retención de líquido, y el síndrome del túnel carpiano.[13]

Otra hormona es más segura de usar, más fácil de obtener, menos costosa y mejor probada. Se trata de la melatonina.

EL MILAGRO DE LA MELATONINA

La melatonina es una hormona producida por la glándula pineal y se piensa que trabaja como un reloj centralizado para ayudar a regular el sueño y el envejecimiento. Durante la infancia y la juventud cada célula alcanza un alto grado de melatonina. Este alto nivel permite que las células sepan que el organismo es joven. Las proteínas que son necesarias para el crecimiento y la reparación se fabrican en ese momento. A medida que un individuo envejece, la cantidad de melatonina se reduce gradualmente. Por lo tanto, mientras avanzamos en años, cada vez menos melatonina llega al ADN en nuestras células.[14]

A lo largo de los años, los niveles decrecientes de melatonina les envían a las células información sobre la edad de su cuerpo. Es por eso que algunos investigadores piensan que el suplemento de melatonina podría engañar al ADN de su cuerpo y hacerle pensar que usted es más joven de lo que realmente es. La melatonina inhibe el daño de los radicales libres al ADN causado por las radiaciones ionizantes, los carcinógenos químicos y los agentes tóxicos.[15] La melatonina puede ayudar a reparar el ADN y prevenir el daño de este causado por los productos químicos. Como un resultado de tomar melatonina, su cuerpo podría experimentar menos cambios relacionados con la edad, lo que lo deja con la piel más joven, órganos más jóvenes, más energía, y lo mejor de todo, una vida más larga.

La melatonina también podría trabajar para prolongar la vida del sistema inmunitario, actuando como recolector de los radicales libres, estimulando algunas enzimas antioxidantes importantes (como el superóxido dismutasa) y estabilizando las membranas celulares, y por lo tanto, haciéndolas más resistentes al ataque oxidativo.[16]

Curiosamente, la melatonina puede incluso estar vinculada a los resultados fantásticos de la extensión de la vida descubiertos a través de la restricción de alimentos. La restricción de alimentos en los roedores hace que sus niveles de melatonina aumenten. Ya hemos discutido los poderes para prolongar la vida que resultan de los experimentos en los que tienen lugar una restricción de alimentos. Los investigadores afirman que es demasiado temprano para saber si el aumento de la melatonina debido a restricciones alimenticias es lo que realmente causa este incremento de la longevidad. Cuando los resultados de la prueba estén listos, ellos prometen ser poderosamente reveladores.[17]

Los ratones y la melatonina

En otras pruebas, los investigadores descubrieron que cuando los ratones machos recibieron melatonina en su agua potable todas las noches, tendieron a tener una vida promedio 20% más larga. Los investigadores reportaron: "Para nuestra sorpresa, la administración nocturna continua de melatonina resultó en una mejora progresiva y sorprendente del estado general de los ratones, y lo más importante, en una notable prolongación de sus vidas".[18] Curiosamente, cinco meses después de que los ratones comenzaron a recibir melatonina, parecieron asombrosamente más saludables, activos y vigorosos que aquellos a los que no se les suministró.[19]

Sin embargo, cuando se les suministró melatonina a ratones hembras premenopáusicos, los resultados fueron exactamente lo contrario. La melatonina acortó la duración de su vida en un 6%.[20] Además, muchos de estos ratones hembras experimentaron cáncer de ovario. La edad de estos ratones correspondería a treinta y cinco años en un ser humano. Sin embargo, las distintas cepas de ratones reaccionaron de forma muy diferente, incluso en estas pruebas, y la cantidad que recibieron teniendo en cuenta el peso corporal fue mucho mayor de lo que un ser humano podría recibir.

Cuando a los ratones hembras que ya habían alcanzado la menopausia se les administró melatonina, no mostraron cáncer de ovario y vivieron 20% más que los ratones normales.[21]

La melatonina y el sueño

La melatonina puede afectar profundamente la capacidad de un individuo para dormir bien. A medida que va cayendo la oscuridad, la glándula pineal libera una oleada de melatonina que comienza a preparar al cuerpo para dormir. Cuando la luz de la mañana golpea la retina del ojo, se le indica a la glándula pineal que debe detener la producción de melatonina.[22]

Los estudios demuestran que dosis bajas de melatonina pueden motivar el sueño y aliviar el cansancio provocado por los cambios de horarios cuando hacemos largos viajes en avión sin experimentar los efectos secundarios peligrosos de las píldoras que se prescriben para dormir.[23] Los niveles más bajos de melatonina en los ancianos constituyen sin duda la razón por la que muchas personas mayores sufren de ataques de insomnio y muchas otros informan que tienen un sueño irregular o demasiado ligero como para despertar completamente renovadas.

Los investigadores han encontrado bajos niveles de melatonina en individuos que sufren de insomnio. Tratar a los insomnes con dosis bajas de melatonina durante siete días puede mejorar los patrones de sueño en los pacientes ancianos.[24] Los adultos jóvenes reportan un sueño más profundo después de tales tratamientos de melatonina.[25]

Más sobre la melatonina

La melatonina también ha demostrado ser un poderoso antioxidante, que ayuda a eliminar del cuerpo materiales que posiblemente causan cáncer.[26] Además, ayuda al cuerpo a combatir las enfermedades del corazón al disminuir el colesterol malo (o disminuir la absorción aterogénica de LDL) y ayudar a normalizar la presión arterial.[27]

En los modelos experimentales utilizados para estudiar los cambios en el cerebro causados por las enfermedades de Alzheimer y Parkinson, la melatonina también resultó ser eficaz en la protección contra el daño que causan los radicales libres en el sistema nervioso.[28]

La melatonina debe tomarse antes de acostarse. Si usted tiene entre cuarenta y cincuenta años, tome de 0,5 a 1,0 miligramo. Si tiene de cincuenta a sesenta años, tome de 1 a 2 miligramos, y si tiene entre sesenta y setenta años, tome de 2 a 3 miligramos antes de ir a la cama. Aquellos mayores de setenta años deben tomar 3 miligramos.

Hay pocas dudas de que las hormonas como la melatonina producen un efecto poderoso. No obstante, los opositores argumentan que los beneficios de la melatonina se han exagerado. Con todo, incluso los que se oponen firmemente coinciden en que los beneficios para los insomnes están fuera de discusión. A medida que los datos investigativos en cuanto a esta poderosa hormona se acumulan, manténgase atento a ella. Sus promesas son demasiado importantes para desecharla con demasiada facilidad o muy pronto.

TERAPIAS DE REEMPLAZO HORMONAL

Todos estamos familiarizados con las terapias de testosterona y estrógeno, las cuales se encuentran disponibles actualmente como terapias de reemplazo hormonal. Algunos investigadores están comenzando a considerar estas terapias en relación con el envejecimiento.

Tratamientos de reemplazo de la testosterona

Según el doctor Gabe Mirkin, autor de *The Sports Medicine Book* [Libro de la medicina deportiva] y *Fat Free, Flavor Full: Dr. Gabe Mirkins's Guide to Losing Weight and Living Longer* [Sin grasa, sabor completo: Guía del doctor Gabe Mirkin para perder peso y vivir más tiempo], algunos hombres pueden perder algo de fuerza, asertividad y gran parte de su sexualidad a medida que envejecen. Reemplazar la decreciente hormona sexual masculina testosterona puede ayudar. De los cincuenta a los setenta años de edad, el nivel de testosterona del hombre promedio disminuye en más de 40%. Datos actuales de estudios científicos sugieren que la administración de testosterona tiene un potencial real para mejorar la masa ósea y la masa muscular magra del cuerpo y la fuerza, así como para reducir la masa grasa en los hombres mayores.[29] Los efectos sobre el estado de ánimo, la libido y la cognición resultan menos claros, pero pueden ser significativos en ciertos hombres.[30]

Los riesgos a largo plazo de la terapia con testosterona en hombres mayores realmente no se conocen, en especial en el campo de las enfermedades cardiovasculares y la enfermedad de la próstata tanto benigna como maligna.[31] Sin embargo, existe una precaución mayor. El cáncer de próstata, tan común en los hombres mayores, puede propagarse por todo el cuerpo después de suministrar testosterona. Por lo tanto, si usted decide pedirle a su médico una terapia de reemplazo de la testosterona, asegúrese de que él le haga una revisión cuidadosa con respecto al cáncer de próstata primero.

El estrógeno y las mujeres de edad avanzada

Algunas mujeres mayores llevan a cabo una terapia de reemplazo de estrógenos para reducir los riesgos de las enfermedades del corazón y la osteoporosis. No obstante, la mayoría de los médicos no la prescriben mucho más allá de la menopausia debido al riesgo de desarrollar cáncer de mama.

Con todo, algunos médicos consideran que este riesgo no supera a los beneficios de los estrógenos para las mujeres de edad avanzada. Yo estoy en desacuerdo.

Cuando el ciclo menstrual es normal, los ovarios producen la misma cantidad de hormonas (en diferentes momentos) para mantener equilibrio. En la menopausia normal hay una reducción del equilibrio en la producción de estrógenos y progesterona. No obstante, existe una dominancia estrogénica que no solo afecta a las mujeres en la menopausia, sino también es la razón por la que muchas sufren del síndrome premenstrual y la mayoría de las dolencias femeninas en todas las edades.[32]

La práctica convencional prescribe el reemplazo hormonal sintético, progesterona junto con los estrógenos, pero tales terapias producen efectos secundarios graves, incluyendo retención de líquidos, aumento de peso, depresión, alergias, flujo vaginal, náuseas, insomnio y dolores de cabeza. La respuesta a este desequilibrio es la progesterona natural. Muchos otros síntomas se resuelven a través de la restauración del equilibrio hormonal también.[33] La progesterona natural puede prolongar su vida.

Las hormonas son ciertamente una clave importante para el envejecimiento y muchas otras funciones del cuerpo también. Una hormona parece actuar como la directora de la orquesta, dirigiendo y armonizando a todas los demás. Esta es la DHEA.

El debate de la DHEA

La DHEA (dehidroepiandrosterona), una hormona que se encuentra en las glándulas suprarrenales, va delante de todas las otras hormonas del cuerpo al suministrar lo que este necesita para mantener un buen equilibrio hormonal. A medida que envejecemos, nuestros cuerpos pierden una gran cantidad de DHEA. Estos niveles bajos de DHEA están relacionados con la diabetes, la obesidad, el colesterol, las enfermedades del corazón, la artritis y muchos otros síntomas asociados con el envejecimiento.[34]

Muchos estudios han demostrado que tomar suplementos de

DHEA puede mejorar extraordinariamente las habilidades mentales, reduciendo el olvido y la pérdida de memoria que a menudo vienen con el envejecimiento. También se cree que la DHEA ayuda al sistema inmunitario a funcionar mejor, alivia los trastornos por estrés, ayuda al cuerpo a combatir las enfermedades del corazón, y protege contra ciertas formas de cáncer.

¿Suena como una droga maravillosa? Bueno, al igual que con la hormona del crecimiento, las pruebas parecen muy prometedoras, pero los resultados no son completamente concluyentes. Así que una vez más, tal vez es mejor emplear el enfoque de esperar y observar. No obstante, la investigación está arrojando poderosas luces brillantes en el campo de las hormonas, lo que hacen por nosotros, y cómo las terapias de reemplazo pueden ayudarnos a evitar los efectos negativos del envejecimiento.[35]

En un estudio clínico de la Universidad de California en San Diego, se administró una dosis de 50 miligramos diarios de DHEA a hombres y mujeres. Durante un período de seis meses tanto los hombres como las mujeres dijeron haber experimentado un bienestar físico y psicológico.[36] Otro estudio, en el que se empleó una dosis oral diaria de 100 miligramos de DHEA durante el mismo período, resultó en la disminución de la masa corporal grasa y el aumento de la fuerza, pero selectivamente en los hombres.[37]

El doctor Arthur Schwartz, de la Escuela de Medicina de la Universidad de Temple en Filadelfia, notificó que realizó un estudio sobre la duración de la vida con ratones años atrás y encontró que la DHEA era capaz de impedir que el cabello encaneciera y de prolongar la esperanza de vida en los ratones. Sin embargo, tales efectos solo se observaron cuando la dosis de DHEA era lo suficientemente alta para producir efectos secundarios no deseados también.[38] Debido a esto, el doctor Schwartz comenzó a buscar otro tipo de DHEA sin los efectos secundarios dañinos. Él afirma que lo ha encontrado en un derivado fluorado de la DHEA. Este no solo no produce los efectos secundarios, sino también ayuda a combatir el cáncer y la diabetes de los roedores y bloquea la autoinmunidad, según Schwartz.[39]

Las pruebas de la DHEA están en curso y producirán resultados sorprendentes. En los próximos años, usted puede optar por tomar suplementos hormonales de DHEA para todo, desde el aumento de peso y el pelo gris hasta la longevidad después de un trasplante de corazón.

ATENTOS A LAS NOVEDADES SOBRE LAS HORMONAS

El papel de las hormonas está ahora bien determinado, pero su aplicación resulta compleja. El desarrollo de "la píldora" por parte de Carl Dejarais para un laboratorio mexicano (Syntex) en la década de 1960 demostró que realmente podemos jugar con las interacciones hormonales y disfrutar del sexo sin el riesgo de un embarazo. No obstante, hablar de "disfrutar" es una exageración. Ha llevado algunos años descubrir los efectos secundarios incómodos que la mayoría de las mujeres han soportado por su libertad sexual. También fueron necesarias un par de décadas para aprender que esta manipulación hormonal aumenta el riesgo de cáncer de mama. La terapia de reemplazo de estrógeno aun es blanco de las críticas debido al riesgo de desarrollar tumores malignos, especialmente del seno.

Si bien es cierto que las hormonas están implicadas en el proceso de envejecimiento y que la manipulación hormonal puede ayudarnos a vivir más tiempo, el impacto negativo de esta manipulación sigue siendo desconocido. El problema reside en la complejidad de las hormonas y en el hecho de que son sustancias extremadamente potentes, cuyas cantidades mínimas tienen efectos importantes. Nuestro cuerpo produce hormonas a veces a un ritmo constante, pero más a menudo lo hace como una explosión de acuerdo a la necesidad. Esto es extremadamente difícil, si no imposible, de imitar con medicamentos.

Aunque el riesgo de los suplementos hormonales puede ser drásticamente disminuido bajo el escrutinio estrecho de un endocrinólogo y un especialista geriátrico, recomiendo otros medios para ayudar a su cuerpo a mejorar sus mecanismos hormonales. Usted puede proporcionarle a su cuerpo todas las materias primas necesarias para que las hormonas funcionen a sus niveles óptimos a través de los nutrientes.

Además, aunque algunos de los mayores logros en lo que respecta al envejecimiento tal vez estén a años de distancia, usted puede experimentar importantes efectos rejuvenecedores en este mismo momento. Algunos de los más grandes impulsores de la longevidad son solo unos cuantos abdominales o flexiones.

Capítulo 9

EJERCICIO: ¡MUÉVASE HACIA LA LONGEVIDAD!

*Mientras más viejo usted se vuelve, más fuerte
es el viento, y siempre está en su cara.*[1]

—JACK NICKLAUS, GOLFISTA ESTADOUNIDENSE

En la celebración de su sexagésimo cumpleaños, Tommy Barnett, un pastor respetado nacionalmente y fundador del Dream Center [Centro de los Sueños] en Los Ángeles, realizó una hazaña que la mayoría de la gente de la mitad de su edad ni siquiera intentaría. El pastor Barnett corrió a través del país 426 millas (685 kilómetros) desde Phoenix, Arizona, hasta Los Ángeles, California. Esta carrera fue el cumplimiento de un sueño que había tenido durante cuarenta y cinco años. Y usó esta carrera a través del país a fin de recaudar fondos para establecer el Dream Center, el cual influye en las vidas de los drogadictos del centro de la ciudad, las prostitutas, los pandilleros y los pobres.

¡Si usted no cree que el ejercicio tiene el poder de mantenerlo joven, pregúntale al pastor Barnett!

La mayoría de nosotros acelera el proceso de envejecimiento en nuestro cuerpo con nuestro estilo de vida sedentario. Descuidar nuestro cuerpo por la falta de uso aumenta los estragos del envejecimiento celular del mismo modo que la gasolina aviva un fuego incontrolado. Sin embargo, el ejercicio regular y moderado funciona como un bombero que extingue el incendio.

Puede que usted no esté listo para trotar a través de la nación a los sesenta años de edad, pero no se preocupe. Solo estar dispuesto a empezar a moverse puede cambiar drásticamente la duración y la calidad de su vida, en especial en sus años de vejez.

Démosle un vistazo más de cerca al ejercicio y a su impacto en su longevidad.

De acuerdo con la Carta de Salud de Harvard, el ejercicio es la práctica más conocida para asegurar que los años dorados se vivan de manera activa y saludable.[2] Estos expertos creen que los cincuenta y dos mil centenarios de la nación alcanzaron ese hito debido en gran medida a la reducción de los factores de riesgo mediante elecciones de un estilo de vida saludable, principalmente el hacer ejercicio.[3]

EL TRIUNFO DEL EJERCICIO VIGOROSO

El ejercicio vigoroso reduce significativamente el riesgo de ataques cardíacos y enfermedades del corazón. Un estudio reciente mostró que la mayoría de los hombres que corrieron tenía una presión arterial más baja y mayores niveles de la lipoproteína de alta densidad (HDL), que es un buen colesterol. La resistencia aumenta a largo plazo la longevidad al reducir la presión arterial, la grasa corporal y colesterol malo.[4]

Un nuevo estudio de Harvard que siguió la vida de 17 300 hombres de mediana edad durante más de veinte años encontró que las actividades vigorosas redujeron drásticamente el riesgo de morir. El *Journal of the American Medical Association* [Revista de la Asociación Médica Estadounidense] informó que los hombres que quemaron al menos 1500 calorías trotando, caminando a paso ligero o realizando otra actividad vigorosa cada semana tenían un 25% más bajo de mortalidad durante el período de estudio que los que gastaron menos de 1500 calorías a la semana.

Mientras más activos eran los hombres, mayor resultaba la probabilidad de vivir, incluso de los hombres con malos hábitos como fumar y beber. Los investigadores coincidieron en que el ejercicio aumentó su longevidad porque redujo el riesgo de las enfermedades del corazón.[5]

Sin embargo, ¿usted no está listo para asumir el reto del ejercicio vigoroso? La mayoría de nosotros no lo estamos. No se preocupe; el ejercicio moderado le hará muy bien.

EL PODER DE LA LÍNEA DE LLEGADA DEL EJERCICIO MODERADO

La *Johns Hopkins Medical Letter* [Carta Médica de Johns Hopkins] proclamó audazmente: "El ejercicio es la prescripción más eficaz para el envejecimiento saludable".[6] Si usted va a batir el reloj del envejecimiento, el ejercicio resulta absolutamente esencial.

Tal vez se ha estado prometiendo durante años que se levantará del sofá y empezará a moverse. Usted solo está buscando una gran manera de empezar. Pues bien, una caminata moderada a fin de ejercitarse ha demostrado ser eficaz para aumentar la longevidad de millones de personas.

Dos estudios, el Programa del Corazón de Honolulu y un estudio gemelo en Finlandia, confirman que el ejercicio, caminar en particular, tiene efectos muy positivos en términos de la longevidad.[7] Incluso cuando se eliminaron los factores de riesgo, los efectos protectores del ejercicio todavía resultaron increíbles. El estudio reveló que caminar dos millas (3,2 kilómetros) al día puede reducir su riesgo de morir en 50%. El estudio gemelo en Finlandia reveló que los ejercicios de acondicionamiento reducen el riesgo de muerte en 43%.[8]

La evidencia que apoya un vínculo entre cuánto usted se ejercita y el tiempo que vivirá es absolutamente abrumadora.

¿QUÉ PUEDE HACER POR USTED EL EJERCICIO?

El informe del cirujano general de los Estados Unidos sobre la actividad física hace un llamamiento para realizar treinta minutos de ejercicio moderado al día. Cuando hace ejercicio suficiente para empezar a sudar, y lo hace con regularidad, su cuerpo obtendrá muchos beneficios que extenderán la vida, e incluso que la salvarán. Démosles un vistazo a algunos.

Prevención de las enfermedades del corazón

En un informe de la Asociación Estadounidense del Corazón, el doctor Roy Shephard, de la Universidad de Toronto, y Gary Balady, del Centro Médico de la Universidad de Boston, realizaron un análisis de cien estudios diferentes. Ellos encontraron que todos los investigadores concordaron uniformemente en que el ejercicio regular y moderado puede disminuir la presión arterial, reducir el colesterol, reducir el riesgo general de las enfermedades del corazón, y prevenir coágulos de sangre peligrosos.

El ejercicio ayuda a aquellos que ya han sufrido un ataque al corazón también. Además, los beneficios del ejercicio se pueden ver a diario. Los individuos tienen presión arterial más baja en los días que hacen ejercicio que en aquellos en que no se ejercitan.[9]

Por si acaso no está convencido de que la pereza física equivale a matarnos, aquí le presento una estadística que puede sorprenderlo. Tantas como 250 000 muertes cada año en los Estados Unidos se deben, al menos en parte, a nuestro estilo de vida sedentario. ¡Asombrosamente, eso es casi una cuarta parte de todas las muertes en los Estados Unidos![10]

Aquellos que no hacen ejercicio son dos veces más propensos a morir de repente de ataques cardíacos.[11]

Desarrollo de las células cerebrales

Lo crea o no, algunos investigadores piensan que correr y otros ejercicios moderados pueden tener el poder de estimular la producción de células cerebrales. En aquellos campos donde una vez se pensó que las células cerebrales no podían reproducirse, esa teoría se ha vuelto pasada de moda.

Los investigadores han probado lo contrario a través de experimentos en los cuales a los ratones que se les permitió elegir el ejercicio se les desarrollaron nuevas células cerebrales, mientras que a los ratones sedentarios y aburridos no les ocurrió así.

Fred Gage, un neurólogo del Instituto Salk en La Jolla, California, trató de descubrir qué tipo de ejercicio era más importante para la producción de células cerebrales. Los investigadores mantuvieron a un grupo control de ratones atrapados en jaulas ordinarias, mientras que a un segundo grupo de "corredores" se les permitió correr como les placiera en una rueda de hacer ejercicio. Otros dos grupos fueron designados como los nadadores. Un grupo de nadadores tuvo que aprenderse un laberinto, mientras que los otros ratones fueron colocados en una piscina poco profunda todos los días para nadar. En los corredores se desarrollaron más células cerebrales que en los ratones sedentarios e incluso que en los nadadores.[12]

Gage no podía afirmar con seguridad que los ratones corredores con más células cerebrales eran realmente más inteligentes debido a ellas. No obstante, él señala que es razonable suponer que sí podrían ser más inteligentes, porque el nuevo crecimiento de células cerebrales tuvo lugar en la parte del cerebro que está vinculada al aprendizaje y la memoria.[13]

Reducción del riesgo de una apoplejía

Una caminata enérgica, montar en bicicleta o trabajar en el jardín por solo una hora al día también puede reducir el riesgo de sufrir una apoplejía a la mitad. Las apoplejías son la tercera causa de muerte en los Estados Unidos después de las enfermedades del corazón y el cáncer. Los investigadores de Boston informaron que el ejercicio moderado puede reducir importantes factores de riesgo en lo que respecta a las apoplejías, tales como hipertensión arterial, obesidad y diabetes. Además, también puede reducir la tendencia a la coagulación de la sangre, reduciendo así el riesgo de sufrir una apoplejía.[14]

Un estudio en curso que se inició en 1962 ha analizado la salud de 11 130 hombres que se graduaron de Harvard entre 1916 y 1950. Los resultados son sumamente interesantes:

- Los hombres que gastaron de 2000 a 3000 calorías por medio del ejercicio físico a la semana tuvieron una probabilidad 46% menor de sufrir una apoplejía.

- De forma curiosa, los hombres que se ejercitaban vigorosamente y con frecuencia, lo suficiente para quemar 3000 calorías a la semana, no redujeron el riesgo de sufrir una apoplejía en el futuro. De hecho, el riesgo para estos hombres fue en realidad superior al de los que realizaron ejercicios moderados, pero comparable a los que quemaron solo de 1000 a 2000 calorías por semana.[15]

Cuando se trata de reducir el riesgo de las apoplejías, la moderación es la clave. Además de reducir el riesgo de apoplejía, el ejercicio moderado también tiene un mayor efecto en la disminución de la presión arterial que el ejercicio vigoroso.[16]

Prevención de otras enfermedades

Las formas en que el ejercicio ayudará a fortalecer su cuerpo contra las enfermedades resultan impresionantes. Consideremos algunas más:

- El ejercicio mejora el flujo sanguíneo y reduce los niveles de colesterol.
- El ejercicio disminuye el riesgo de ciertos tipos de cáncer (colon, próstata, endometrio y mama).
- El ejercicio previene o controla la diabetes tipo 2.
- El ejercicio evita la osteoporosis al aumentar la densidad ósea.

Además, el ejercicio regular solo lo hará sentirse mejor. Este le proporciona más energía y promueve la confianza en usted mismo. El ejercicio también libera endorfinas en el torrente sanguíneo, lo que nos da una sensación general de bienestar.

¿QUÉ TIPO DE EJERCICIO DEBO REALIZAR?

Es bastante difícil refutar los poderosos beneficios del ejercicio para prolongar la vida. Consulte con su médico o profesional de la salud a fin de ver qué tipo de ejercicio es mejor para usted. Nunca debiera comenzar ningún programa de ejercicios sin antes ver a su doctor.

Entrenamiento aeróbico

Los ejercicios aeróbicos son aquellos que son rítmicos y repetitivos en su naturaleza, y son buenos para los grupos de músculos grandes. Los ejercicios aeróbicos incluyen caminar, trotar, esquiar a campo traviesa, subir escaleras, nadar, jugar baloncesto, remar y patinar. Asegúrese de que sus ejercicios aeróbicos le proporcionen un buen entrenamiento tanto a sus brazos como a sus piernas.

Si planea comenzar a caminar, aquí le ofrezco algunos consejos:

+ Camine por una acera siempre que sea posible.

+ Si no hay una acera disponible, camine contra el tráfico.

+ Cruce solamente en las intersecciones, y use los pasos peatonales.

+ Establezca contacto visual con los conductores.

+ Por la noche, use ropa de color claro, preferiblemente reflectora, y lleve una linterna.

+ Manténgase alejado del punto ciego de los conductores, el cual se encuentra en la parte trasera del coche a cada lado.

Los zapatos son muy importantes, y los zapatos para caminar son diferentes a otro calzado deportivo. He aquí lo que debe buscar en un zapato para caminar:

+ Evite las costuras interiores que causan lesiones.

+ Un tacón de media pulgada evitará el exceso de estiramiento de su tendón de Aquiles.

+ Sus zapatos para caminar deben tener un tacón más ancho que otros zapatos atléticos y deben quedarle cómodos.

+ Si tiene pies planos, retire el arco de apoyo interior de espuma.

+ Asegúrese de que haya un espacio de media pulgada entre el dedo gordo y el frente de su zapato.

+ Asegúrese de que su calzado sea de un material suave.

Entrenamiento de resistencia

El entrenamiento de resistencia, o entrenamiento con pesas, puede aumentar la fuerza muscular y la resistencia en hombres y mujeres. No piense que usted es demasiado viejo para el levantamiento de pesas. Incluso si es de edad avanzada, el entrenamiento de resistencia todavía puede producir los resultados más increíbles para usted.

Trabajar con pesas es especialmente beneficioso para edificar la densidad ósea. "El levantamiento de pesas y otros ejercicios de resistencia pueden ser aun más importante que otras formas de ejercicio en la lucha contra la osteoporosis y la obesidad", dijo el doctor Thomas Perls de la División de Envejecimiento de la Escuela de Medicina de Harvard.[17]

Sin embargo, usted no necesita levantar pesas muy pesadas todos los días. Consiga un conjunto con el que pueda hacer de ocho a quince repeticiones sin parar. Haciendo de ocho a diez ejercicios diferentes dos días a la semana puede lograr una mejora enorme.

Si es menor de cincuenta años, ejercite sus grupos de músculos principales dos a tres días a la semana con cargas de peso que permitan de ocho a doce repeticiones. Los pacientes mayores deben hacer ejercicio con cargas de peso que permitan de diez a quince repeticiones.[18]

Entrenamiento de flexibilidad

El entrenamiento de flexibilidad aumenta la elasticidad de las articulaciones mientras reduce el riesgo de lesiones. Comience con un modesto programa de flexibilidad dos o tres veces a la semana que incluya ejercicios con rangos de movimiento para estirar todos los músculos y tendones principales.

Establezca metas a corto plazo que sean realistas y accesibles. Y una vez más, recuerde que nunca debe comenzar ningún programa de ejercicios sin antes consultar a su médico o profesional de la salud.

ALGUNAS INDICACIONES FINALES

Permítame terminar con algunos consejos finales que pueden ayudarlo a pasar de un estilo de vida sedentario a uno más activo. Para empezar, solo muévase más. Convertirse en una persona activa puede implicar miles de pequeñas decisiones que hacer durante su día a fin de mantenerse en movimiento. Estas son algunas:

+ Comience a usar las escaleras en lugar del ascensor.

+ Camine a la cocina para servirse su propia agua en lugar de pedirle a alguien que se la traiga.

+ Camine hasta el buzón en lugar de detenerse en él cuando llegue manejando al camino de entrada de su casa.

+ Camine hasta la tienda de la esquina para conseguir el periódico en lugar de solicitar que se lo entreguen en su domicilio.

+ En lugar de sentarse a ver la televisión otra noche, vaya a jugar golf en miniatura.

+ Dé un paseo por la playa.

+ Tome lecciones de baile de salón.

+ Elija un ejercicio que le resulte agradable y practíquelo.

+ Plante algunas flores en un espacio yermo de su jardín y pase unas cuantas noches a la semana removiendo la tierra a su alrededor.

+ Camine a la casa de al lado para visitar a su vecino en lugar de llamarlo por teléfono.

La lista es interminable, y probablemente a usted se le ocurran muchas más ideas de las que he enumerado aquí. Lo importante es que haga esos cientos de pequeñas decisiones para ser más activo y luego persevere en ellas. Estas pequeñas decisiones actuarán como diminutas piedras que pavimentarán el camino hacia una actitud totalmente nueva, una salud y una energía renovadas, y en última instancia hacia una vida más larga. ¡Decida hoy mantenerse en movimiento!

Capítulo 10

EL ESTILO DE VIDA Y LA LONGEVIDAD: CÓMO SUPERAR HÁBITOS QUE ROBAN AÑOS

*Me he bebido dieciocho tragos de whisky
seguidos, creo que ese es el récord...* [1]

—Últimas palabras del poeta Dylan Thomas

La primera vez que conocí a Jennifer (el nombre ha sido cambiado), la estaban llevando a toda prisa a la sala de emergencias en una camilla. Un médico bombeaba aire en sus pulmones para salvar su vida. Llevó casi una hora colocar tubos e intravenosas en su lugar a fin de medicarla y tener sus signos vitales bajo control. Después que la conmoción había pasado y todos los sueros y tubos típicos de las unidades de cuidados intensivos estuvieron instalados, Jennifer, una adolescente en aquel momento, fue reportada grave, pero estable.

Jennifer tenía el pulmón izquierdo colapsado debido a unas costillas fracturadas en una colisión frontal. Ella estaba regresando a casa de una fiesta en la que su novio bebió demasiado antes de sentarse detrás del volante. Sobrevivió porque estaba usando el cinturón de seguridad, pero el impacto de la colisión había roto su caja torácica debido a la acción restrictiva de la correa.

La principal causa de muerte en los adolescentes es los accidentes automovilísticos. Estoy completamente de acuerdo en enseñarles a nuestros niños sobre la seguridad y conducir de manera responsable, pero también debemos enseñarles acerca de los peligros de un estilo de vida destructivo.

El doctor Lester Breslow, un especialista en salud pública de California, encontró que siete hábitos dañinos para la salud específicos acortan la vida o aumentan la discapacidad. Él estudió las vidas y los hábitos de siete mil hombres y mujeres en la sección de Oakland del Condado de Alameda en California por más de tres décadas. Sus descubrimientos constituyen una pequeña sorpresa.

Mientras más malos eran los hábitos que estas personas ponían en práctica, mayores eran sus posibilidades de morir en diez años. E incluso cuando sus malos hábitos no condujeron a una muerte temprana, estos individuos aumentaron su riesgo de sufrir debilitamiento físico y limitaciones médicas que robaron gran parte de su disfrute durante sus últimos años.[2]

Cuatro de las prácticas poco saludables que resultaron del estudio son fáciles de adivinar:

- Beber demasiado alcohol
- Fumar
- Tener sobrepeso
- No hacer suficiente ejercicio

Sin embargo, otros hábitos poco saludables son algo menos esperados. Los mismos incluyen lo siguiente:

- Dormir demasiado poco o demasiado (más o menos que de siete a ocho horas por noche)
- Comer entre comidas
- No desayunar[3]

El doctor Breslow no afirma que estos tres últimos sean tan malos como fumar y beber en exceso. En cambio, él cree que indican un estilo de vida caótico, y quienes los practican probablemente le prestan una atención inadecuada a su salud y bienestar general.

El buen hábito más impresionante fue la regularidad. La regularidad en sus hábitos de vida es un fuerte indicador de una buena salud y una longevidad potencial.[4]

Una investigación del Instituto de Tecnología de Karlsruhe apoya estas declaraciones. Los participantes completaron encuestas y pruebas médicas y de aptitud un total de cuatro veces entre 1992 y 2010. Se consideraron muchos factores, incluyendo el nivel de condición física, los hábitos alimenticios y los hábitos de fumar de los participantes. Se demostró que cada uno de estos factores influyó en la salud de los participantes durante el tiempo del estudio: dieciocho años.[5]

¿Ricos, saludables y sabios?

Otro indicador del estilo de vida que influye en la longevidad es el nivel de ingresos. Las personas ricas viven más tiempo que aquellas con ingresos más modestos. En realidad, los que están en el extremo más alto de la escala de ingresos viven de cinco a diez años más que el resto de nosotros. Los que ganan más evitan comúnmente factores de riesgo tales como fumar, beber en exceso y comer en demasía. También tienden a prestarle mayor atención a una buena nutrición y comer menos grasa. Aquellos con más dinero también tienden a unirse a los clubes de salud más a menudo y parecen estar más comprometidos con el ejercicio regular. Del mismo modo, los acaudalados también obtienen una mejor atención médica, conducen vehículos más seguros y viven en vecindarios más custodiados.

Sin embargo, la riqueza ciertamente no compra la longevidad. Aunque sí compra un buen cuidado de la salud, una mejor educación y la elección de un estilo de vida más saludable.[6] La correlación directa entre la longevidad y la educación se debe principalmente a elecciones de un estilo de vida basadas en mejores opciones.

No obstante, si usted no tiene un trabajo que le paga mucho dinero, no se preocupe. No está condenado a sufrir una muerte prematura. He enumerado a continuación algunas elecciones en cuanto al estilo de vida que todos pueden hacer, ricos y pobres por igual. Todos estos son comportamientos que cualquier persona puede seguir, sin importar cuánto dinero gane.

+ No tiene que inscribirse en un spa caro; solo dé una caminata por la noche.

+ No tiene que contratar a un médico personal; solo hacerse chequeos regulares.

+ No tiene que comer los cortes más caros de carne; sólo asegúrese de que come carne magra.

Las opciones para disfrutar de un estilo de vida saludable no son propiedad de los ricos y bien educados. Las mismas también pueden ser suyas. ¡Todo lo que tiene que hacer es elegirlas!

POR QUÉ LAS MUJERES VIVEN MÁS TIEMPO

En el capítulo 3 mencioné brevemente que las mujeres viven más que los hombres, y ofrecí algunos ejemplos. El apéndice B muestra la esperanza de vida promedio en el 2013 de hombres y mujeres de los Estados Unidos, Suiza, Japón y Suecia, y las diferencias.

¿Se has preguntado alguna vez por qué las mujeres viven más tiempo? Aunque ya hemos señalado que los factores genéticos juegan un papel, algunos expertos creen que las elecciones del estilo de vida también pueden ser determinantes. Por ejemplo, los hombres mormones, que son bien conocidos por su estilo de vida saludable y la falta de vicios personales, tienden a vivir tanto como las mujeres mormonas.[7]

Sin embargo, en lo que respecta a la población general existen factores en cuanto al estilo de vida que tienden a acortar la vida de un hombre:[8]

+ Los hombres asumen más riesgos y tradicionalmente tienen trabajos más peligrosos.

+ Los hombres tienden a ocupar las posiciones más peligrosas en la fuerza militar.

+ Los hombres tienden a visitar a los médicos con menos frecuencia que las mujeres.

+ Los hombres son más propensos a ser grandes bebedores y fumadores.

+ Los hombres tienden a consumir dietas menos saludables.

Así que si usted es un individuo que cree que los hombres reales no comen quiche, tal vez debería reconsiderar su discriminación de género. ¿Por qué no darle al quiche una oportunidad? Puede sentirse un poco mejor y vivir mucho más tiempo si lo hace.

UNA CUESTIÓN DE ELECCIÓN

El Centro Carter patrocinó una conferencia llamada "Cerrando la brecha", a la cual asistieron ciento veinte de los principales expertos en la salud, entre ellos varios ganadores del Premio Nóbel. Los debates revelaron que nosotros como individuos tenemos un papel mucho más importante que desempeñar en la salud y la longevidad que los hospitales, los medicamentos y la tecnología. Dos tercios de nuestras dolencias físicas y muertes prematuras son causados por nuestras propias decisiones deliberadas del estilo de vida, y se pueden retrasar o prevenir con hábitos apropiados.[9]

He aquí un resumen de los consejos de estos expertos:

+ No fume.

+ Mantenga el peso corporal recomendado.

+ Haga ejercicio regularmente.

+ Minimice el consumo de alimentos ricos en colesterol y grasas saturadas, azúcar y sal.

+ No beba demasiado y nunca conduzca cuando beba.

+ Use el cinturón de seguridad.

+ Retire las pistolas de la casa.

+ Realícese exámenes médicos regulares, incluyendo pruebas de presión sanguínea.[10]

Estos son simples principios relacionados con el estilo de vida, pero estudios a nivel nacional muestran que pocas personas los observan. Tal negligencia les cuesta a los estadounidenses aproximadamente un tercio de nuestras vidas útiles.[11] Cómo usted vive y qué hace sin duda afecta la duración de su vida.

HÁBITOS MALOS Y MUERTES PREMATURAS

Una vez fui invitado a un espectáculo en el cual debían entrevistar al famoso comediante George Burns. El señor Burns tenía noventa y nueve años en ese momento. El diálogo entre el entrevistador y el señor Burns fue más o menos así:

—George, dígame, ¿fuma usted mucho?

—¿Que si fumo? El único momento en que no fumo es cuando estoy dormido.

—¿Es cierto que también tiene el hábito de beber?

—Bueno, usted dirá. Yo bebo un litro de licor al día.

—¿Hace algún tipo de ejercicio?

—Nunca.

—Bueno, ¿qué dice su médico sobre eso?

—No sé qué podría decir. Ya está muerto.

La audiencia se atacó de la risa. George Burns ciertamente fue una excepción a los principios de la longevidad. Estaba dotado con supergenes y una fuerza de combate inmunológica capaz de resistir doce horas de humo de tabaco y un litro de licor al día. Un individuo raro puede fumar y beber y vivir noventa y nueve años, pero honestamente, ¿considera que es uno de ellos? El señor Burns lo consiguió a pesar de sus malas elecciones en cuanto al estilo de vida y sus malos hábitos. La mayoría de la gente no lo logra.

Los malos hábitos y las elecciones del estilo de vida inadecuadas están reduciendo drásticamente nuestras vidas. Un número reciente del *Journal of the American Medical Association* informó sobre las causas de las muertes prematuras. Sus conclusiones no resultan sorprendentes:

+ La principal causa de muerte en Estados Unidos es el tabaco, al cual se culpa por más de 400 000 muertes al año. En realidad, las personas de treinta y cinco años de edad que fuman cigarrillos ya han reducido su esperanza de vida en más de quince años.

+ La segunda causa de muerte prematura es una dieta inadecuada, causando 300 000 muertes cada año.

+ La tercera causa de muerte prematura es el alcohol, la fuerza mortal detrás de 100 000 muertes por año. Muchas de estas muertes se deben a accidentes de conducción.[12]

La triste conclusión es que nuestras elecciones del estilo de vida están conduciendo a una reducción en la duración de nuestra vida y una muerte prematura. Dejando a un lado los accidentes y algunas enfermedades, la decisión de vivir más tiempo y bien es nuestra. Pavimentamos un camino largo y saludable que se extiende ante nosotros con nuestras elecciones, decisiones y hábitos relacionados con el estilo de vida. O, a la inversa, acortamos preciosos minutos, horas, días y años a través de nuestras malas decisiones y opciones poco saludables.

¿ES TIEMPO DE CAMBIAR?

Ya sea que se trate de fumar, no hacer ejercicio, comer demasiada azúcar, o cualquier otro hábito de vida negativo que le robe la longevidad, es tiempo de hacer algunos cambios. Tal vez usted ha tratado de superar ciertos hábitos una y otra vez con muy poco éxito. No se rinda. Su vida, en especial sus últimos años, puede estar en juego.

Según John C. Norcross, profesor de psicología de la Universidad de Scranton en Pensilvania, y autor de *Changing for Good* [Cambiando para bien] (Avon Books, 1995), el cambio es un proceso para el que debe estar listo.[13] Norcross dice que el cambio no es tan simple como algunos podrían suponer. Él insiste en que las personas pasan por lo que llama "estados de cambio" en el transcurso de la modificación de sus comportamientos negativos:[14]

1. *Precontemplación.* En este estado, usted está básicamente en negación. Ni siquiera piensa en el cambio o tiene en cuenta lo que necesita para cambiar. En este punto debe educarse y llegar a convencerse de su necesidad de cambiar.

2. *Contemplación.* En este estado ha reconocido su problema, pero no está listo para resolverlo. El autoanálisis puede ayudar. Debe estar dispuesto a considerar bien los pros y los contras de hacer el cambio.

3. *Preparación.* En este momento ha decidido que necesita cambiar. Comience a hacer pequeños avances en dirección a su meta. Compre zapatos de caminar si va a comenzar a caminar todos los días. Deseche sus ceniceros si va a deja de fumar.

4. *Acción.* Ahora está poniendo en acción de manera activa su decisión de cambiar. Su nuevo estilo de vida comienza a ponerse en marcha. Según Norcross, en este punto usted corre un mayor riesgo de caer de nuevo en sus viejos comportamientos. Busque algunas estructuras de apoyo, tales como el aliento de los amigos. Tire las galletas o los cigarrillos que podrían tentarlo. Escriba notas alentadoras y péguelas al espejo del cuarto de baño y el refrigerador.

5. *Mantenimiento.* Ahora debe perseverar. Además, siga reforzando el punto de la acción para prevenir una recaída en los comportamientos antiguos.

¿QUÉ CREE USTED?

El doctor Yosuke Chikamoto, un psicólogo del comportamiento en la Universidad de Stanford en Palo Alto, California, dice que es importante entender a qué creencias se está aferrando que podrían afectar su comportamiento.[15] ¿Se aferra a nociones anticuadas que las teorías de investigación están exagerando? ¿Que la dieta americana es básicamente saludable? ¿Que tenía una tía que fumaba y vivió hasta los noventa años, lo cual anula todos los hallazgos de la investigación médica?

Es importante considerar de manera extensa y rigurosa lo que cree. Después debe confrontarse a sí mismo, y debe enfrentar a su gigante: su Goliat que se encuentra a la entrada de su tierra prometida personal, burlándose de usted, derrotándolo y amenazando con evitar que alcance su potencial.

ENFRENTE A SUS GIGANTES

¿Cuál es su gigante, su Goliat? No podrá aprovechar su victoria hasta que enfrente lo que lo derrota. ¿Qué es eso con respecto a usted que le imposibilita superar sus obstáculos, ya sean hábitos personales dañinos o caminos de derrota muy trillados?

Hay una gran fortaleza en admitir una debilidad. La mayoría de nosotros tenemos al menos un talón de Aquiles. Los que tienen éxito lo consiguen porque comprenden sus debilidades y vulnerabilidades y tratan con ellos mismos en consecuencia.

El orador motivacional Zig Ziglar habló sobre un amigo que aprendió a manejar a su gigante personal de la pornografía:

> Tengo un amigo que se convirtió en adicto a la pornografía y ha roto el hábito. Reconociendo esa debilidad, tiene cuidado de no tener ni siquiera la menor exposición a cualquier cosa de naturaleza pornográfica. Si se encuentra en un lugar en el que la televisión está encendida y hay un lenguaje sugerente o un comportamiento que es de naturaleza lujuriosa o seductora, inmediatamente abandona la escena. Eso es inteligente.[16]

Otra clave importante para enfrentar a su Goliat es la disciplina. Al gran violinista Isaac Stern, que fue fundamental en la preservación de Carnegie Hall, le preguntaron: "¿El talento es algo con lo que se nace?". La pregunta se refería a una actuación sobresaliente. Él respondió: "Sí, con el talento se nace, pero los músicos se hacen".

Convertirse en un gran músico implica una gran cantidad de disciplina, esfuerzo y talento. No importa cuán grande sea el talento, a menos que un individuo sea disciplinado en lo personal, gran parte del potencial seguirá siendo solo eso, potencial.[17]

Ziglar dijo: "Ata la disciplina al compromiso, y esto se convierte en una decisión irreversible de que usted hará hoy lo que no hará la mayoría de la gente, así que puede tener mañana lo que la mayoría de las personas no tendrá".[18] Creo que esto lo dice todo.

Puede estar pensando: "Eso es genial. Cuando uno tiene impulso para levantarse, siempre se puede tener éxito. Sin embargo, ¿qué tal si ha intentado e intentado y descubierto que no tiene apoyo ninguno? ¿Entonces qué?".

La ayuda todavía está disponible. Permítame explicarle.

Usted puede encontrar ayuda

La Biblia dice que la verdad nos hace libre. (Véase Juan 8:32.) Si usted considera que los hábitos y comportamientos negativos son en realidad una esclavitud personal, encontrar la libertad se convierte en un factor importante. La verdad no suele ser fácil de aceptar, en especial la verdad acerca de uno mismo. Se necesita un fuerte deseo de liberarse para superar la negación y el autoengaño que nos mantienen encerrados en estilos de vida formados por comportamientos negativos y hábitos nocivos.

No obstante, usted puede hallar la fuerza para abordar las verdades difíciles sobre sí mismo y encontrar la libertad a través de la fe en Dios. La fe es una fuerza poderosa, una fuerza mayor que cualquier otra en el universo entero. La fe es también una fuerza a la que puede acudir en cualquier momento de falta o necesidad.

No tiene que enfrentarse al poder de los comportamientos adictivos solo. En este mismo momento puede pedirle ayuda a Dios, y

Él no lo rechazará. La Biblia dice: "Pidan, y se les dará; busquen, y encontrarán; llamen, y se les abrirá la puerta" (Lucas 11:9). Si está enfrentando el poder de un hábito aparentemente insalvable o una debilidad personal, no lo haga solo. Enfrente a su Goliat armado con la fe en Dios y un entendimiento de que Él lo ama con un amor que está más allá de su capacidad de comprensión. Dios mismo lo ayudará a pelear las batallas de su vida.

Capítulo 11

DETERMINE SU ACTITUD PARA ALCANZAR LA LONGEVIDAD

Usted no puedes evitar envejecer, pero no tiene que hacerse viejo.[1]

—GEORGE BURNS

A MENUDO UN DIAGNÓSTICO le habla a gritos en el minuto exacto en que usted pone sus ojos en un paciente. Vi a Peter (el nombre ha sido cambiado) mientras se dirigía a la sala quirúrgica.

Tenía los signos y síntomas típicos de un abdomen agudo, un suceso que pone seriamente en peligro la vida de un paciente, existiendo solo una única posibilidad de salvarlo por medio de un procedimiento quirúrgico. Al instante me percaté de que estábamos en una situación complicada. A pesar de que la edad de Peter era solo treinta años, tenía un sobrepeso de más de ciento cincuenta libras, su respiración se había visto comprometida, y—con una vesícula biliar rota y un quiste gigantesco en el hígado—estaba experimentando un tremendo dolor.

No solo resulta arriesgado operar a pacientes con sobrepeso, sino que ellos también presentan un alto nivel de dificultad. La circunferencia de la cintura de Peter resultaba una amenaza para todos. Cuando empezamos a prepararlo para la cirugía, Lupita León, una enfermera que ha estado allí para nosotros en las buenas y en las malas, en las situaciones más estresantes, arregló diligentemente la sala de operaciones como lo ha hecho durante tantos años.

La extirpación de la vesícula biliar fue difícil, y el quiste en el hígado resultó todo un reto. Hubo momentos en los que pensamos que Peter no iba a dejar la sala quirúrgica vivo. Las pocas horas que pasamos operándolo parecieron un año, y el estrés que experimentamos en esos momentos fue horrible. Sin embargo, Lupita ha pasado por muchas situaciones como esta y siempre ha mantenido una actitud alegre que alivia la presión del más oscuro de los momentos.

A menudo me he preguntado cómo Lupita ha sobrevivido tantos años a través de tantas cirugías desafiantes y mantenido su cordura. Lo más maravilloso de ella es que parece haberse congelado en el tiempo. Ella no muestra signos de los años difíciles de trabajo en su apariencia. Cuando Lupita se encuentra en la sala de operaciones, todo parece ser perfecto: los anestesiólogos encuentran todas las herramientas a su alcance, y los miembros del equipo quirúrgico reciben lo que necesitan antes de siquiera preguntar. Lupita siempre lleva la delantera. Rara vez se le escucha proferir una palabra a esta persona pacífica y agradable, pero cuando ella habla, lo que dice tiene importancia.

Afortunadamente, el resultado en el caso de Peter fue exitoso, pero al final del procedimiento todos estábamos agotados en lo físico y lo emocional. El equipo quirúrgico se sentía abrumado debido al estrés del procedimiento, y silenciosamente reflejábamos que la vida de Pedro había sido salvada solo porque no era el momento que Dios había elegido para que muriera.

Lupita, notando la nube oscura que parecía descender sobre nosotros, decidió venir a nuestro rescate. Era cerca de la hora del almuerzo, así que ella miró el reloj, sonrió y dijo: "¿Alguien dijo McDonald's?".

La actitud de Lupita ha ayudado a que tanto ella como el resto de nosotros nos mantengamos jóvenes. Curiosamente, su maravillosa perspectiva de la vida parece en realidad ser la que le dicta las señales a su cuerpo, no la edad.

La actitud es una fuerza poderosa. Y su propia actitud es lo suficiente poderosa para aumentar la duración y la calidad de su vida o para disminuirla.

UNA ACTITUD QUE INDICA JUVENTUD

Está clínicamente probado que tener la actitud correcta extiende sus días en la tierra. En realidad, los investigadores dicen que una buena parte del envejecimiento ocurre en la mente.

Muchos investigadores se están dando cuenta de que las posibilidades de tener una salud buena y una vida larga dependen notablemente de las actitudes: nuestra perspectiva psicológica, emocional y filosófica de la vida. Sus actitudes causan reacciones emocionales en su cuerpo que impactan de manera fuerte y directa su sistema inmunológico, su sistema circulatorio, e incluso su riesgo de accidentes.[2]

Por ejemplo, en 1973, el doctor Grossarth-Maticek analizó a miles de ciudadanos mayores de Heidelberg, Alemania, en cuanto a la actitud. Él midió los sentimientos habituales de placer y bienestar. Veintiún años después comparó las evaluaciones de los individuos con sus registros generales de salud. Los resultados fueron absolutamente asombrosos. Las trescientas personas que recibieron la calificación más alta en términos de actitud y bienestar tenían treinta veces más probabilidades de estar vivas y bien veintiún años más tarde que las doscientas con las calificaciones más bajas.[3]

¡La actitud de un individuo demostró ser un pronosticador mucho más eficaz de la salud y la longevidad en el futuro que todos los demás factores, tales como la genética, el estilo de vida, el hábito de fumar y la dieta![4]

Esto sugiere que mejorar su actitud puede tener un mayor impacto a largo plazo en su salud que reformar su dieta, hacer ejercicio, dejar de fumar o perder peso. Piense en los beneficios que puede tener en términos de una extensión de la buena salud y un incremento de la longevidad si se enfrenta a todos sus factores de riesgo.

SU ACTITUD Y LA JUBILACIÓN

Es absolutamente cierto que, aunque todos envejecemos, no lo hacemos a la misma velocidad. Algunos gozan de gran salud y vitalidad por más años que otros. Y, por supuesto, algunos viven bastante más tiempo con muchos más años productivos que otros. Es también un hecho bien conocido que muchas personas envejecen más rápidamente y experimentan más enfermedades después de jubilarse si no continúan realizando actividades significativas. ¿Quién no ha oído hablar de la pobre tía o el tío abuelo cuya salud pareció decaer justo después de entrar a un asilo de ancianos? ¿Adoptan tales personas actitudes fatalistas que socavan su futuro?

Quizás le interese saber por qué los países occidentales tienen una edad de jubilación obligatoria de sesenta y cinco años. Cuando Bismarck ocupaba el cargo de canciller de Alemania en la década de 1870, notó que prácticamente todos sus enemigos poderosos eran hombres de sesenta y cinco años de edad o más. Él persuadió a la legislatura alemana a fin de que aprobara la legislación que estipulaba los sesenta y cinco años como la edad obligatoria para la jubilación. Esto no tenía nada que ver con una disminución de la capacidad mental. En realidad, era la sabiduría, la experiencia, el poder y la organización de estos hombres lo que los convirtió en una gran amenaza. Aunque para algunos era una razón extraña, otros países de Europa siguieron la decisión tomada en Alemania, y la política concerniente a la jubilación fue finalmente adoptada en América.[5]

USTED ES TAN JOVEN COMO SU ESPERANZA

Nuestra cultura anima a las personas a comenzar a reducir sus expectativas cuando han alcanzado un determinado nivel en lo que respecta al intelecto, la sabiduría, los contactos, el poder, la experiencia, la organización y la influencia. Douglas MacArthur habló poderosamente acerca de la actitud y el envejecimiento en su discurso de despedida a los cadetes en West Point:

> Sin importar cuál sea su edad, en el corazón de cada ser humano hay un amor a la maravilla, el desafío intrépido de los acontecimientos y la sensación infalible e infantil de "qué sigue" en el trabajo y el juego de la vida. Usted es tan joven como su fe, tan viejo como sus dudas; tan joven como su

confianza en sí mismo, tan viejo como su miedo; tan joven como su esperanza, tan viejo como su desesperación. En el lugar central de su corazón hay una sala de grabación. En tanto que esta reciba mensajes de belleza, esperanza, alegría y coraje, usted es joven.[6]

Muchos investigadores creen que ciertas actitudes pueden contribuir a la longevidad, la curación, la vitalidad extendida y la buena salud. El optimismo, reducir la ansiedad, aprender a lidiar con la ira, responder creativamente al cambio, mirar hacia adelante a la vida, e integrar cosas nuevas e ideas frescas a su vida puede tener un impacto en la longevidad.

Démosles un vistazo a algunas de estas actitudes.

SIEMPRE ESPERANZADO

¿Alguna vez ha conocido a una persona que parecía feliz, esperanzada y en paz sin importar los golpes devastadores que la vida le arrojara? A todos nos ha sucedido algo así. Tales individuos viven realmente más tiempo, permanecen más jóvenes, y parecen disfrutar del paseo mucho más que el resto de nosotros.

La *esperanza*, según el diccionario, es "un sentimiento de que lo que uno desea sucederá. Es expectativa, anticipación, optimismo; la razón para esperar algo deseado".[7]

Zig Ziglar también habló de la esperanza. Él dijo: "Un hombre esperanzado es alguien que tomaría su último dólar y lo emplearía en comprar un cinturón para guardar dinero".[8]

Martin Buxbaum lo resumió muy bien: "No importan las dificultades, los juicios, las decepciones, los que llegan a la cima nunca pierden la esperanza. La esperanza nos da la promesa de algo bueno, a pesar de las probabilidades, de algo que podemos alcanzar. La esperanza dispone la mente de una manera positiva, nos da algo que anhelar y paciencia para esperar. La esperanza es una cálida mezcla de deseo, expectativa, paciencia y alegría. Esta es una medicina emocional indispensable para el alma".[9]

El poder de la expectativa

La esperanza y la expectativa van juntas como una mano y un guante. Sus expectativas esperanzadoras están llenas de poder para abrir puertas y pavimentar un camino a la posibilidad que usted desea. Sin embargo, sus expectativas negativas tienen un poder más oscuro en su vida, incluso cuando se trata del envejecimiento. ¿Espera envejecer, debilitarse y enfermarse? Si es así, probablemente lo hará. Muchos expertos creen que hay un gran poder en sus expectativas. Una buena parte del envejecimiento está en la mente, y desacreditar viejos estereotipos deprimentes acerca del envejecimiento puede tener un poderoso efecto.

Cuando nos desprogramamos a nosotros mismos del acondicionamiento que hemos recibido a través de los años—veinticinco mil horas solo en la infancia—podemos ralentizar mentalmente el proceso de envejecimiento. Un artículo noticioso de Yale afirma que una buena actitud puede extender la vida más que algunos hábitos saludables.[10]

Según el médico Bernie S. Siegel, una de las mejores maneras de hacer que algo suceda es predecirlo.[11] La mayoría de los profesionales médicos por lo general acepta que un "efecto placebo" puede afectar el resultado de una enfermedad. En otras palabras, si un paciente cree que está tomando un medicamento milagroso, o si cree que es capaz de curarse, ese individuo recurrirá a su fuerza interna y ocasionalmente hará que eso suceda. Por lo tanto, su actitud acerca de su propia longevidad tendrá un efecto tremendo.

Actitudes que derrotan a la enfermedad

Cambiar su actitud puede cambiar su vida. He escuchado decir que William James escribió: "La mayor revolución de nuestra generación es el descubrimiento de que los seres humanos, al cambiar el interior de sus mentes, pueden cambiar los aspectos externos de sus vidas".[12] Los años de experiencia me han enseñado que el cáncer y en realidad casi todas las otras enfermedades son males psicosomáticos. Esto puede parecerles extraño a las personas acostumbradas a pensar que las afecciones psicosomáticas no son verdaderamente "reales", pero créanme que lo son.

Cada uno de nosotros tiene el poder de tratar positivamente con las emociones oscuras que intentan plagar nuestra mente. Arnold Hutschnecker, autor de *La voluntad de vivir*, escribió: "La depresión es una entrega parcial a la muerte, y parece que el cáncer es la desesperación a nivel celular".[13] Estamos bajo presión emocional constantemente. Hay crisis y guerras por todas partes. ¿Cómo podemos evitar el estrés que causa angustia, miedo y depresión?

Nuestro cuerpo reacciona a las actitudes con las que nos enfrentamos a los acontecimientos, problemas, desafíos, experiencias, recuerdos y expectativas de nuestra vida. En otras palabras, la forma en que respondemos a los acontecimientos negativos de nuestra vida se reflejará en nuestro cuerpo. Los investigadores están descubriendo cómo la depresión, el pesimismo, el entusiasmo y el optimismo afectan directamente a nuestro sistema inmunológico. Curiosamente, en el siglo segundo, el médico y filósofo Galeno postuló que los hombres y las mujeres deprimidos sufren de cáncer más fácilmente que los que tienen un temperamento más feliz y sanguíneo.

Existe evidencia de que las amas de casa que se sienten inútiles contraen cáncer 54% más que la población general. Asombrosamente, una incidencia 157% mayor de cáncer afecta a estas mujeres en comparación con sus contrapartes que trabajan fuera de la casa. Sin embargo, las esposas y madres que sienten que hacen una contribución vital porque son un miembro insustituible del equipo familiar tienen una menor incidencia de cáncer.[14]

Ajuste sus velas en un océano de esperanza

Una fuerte dosis de esperanza afectará todo lo que tenga que ver con usted. Va a afectar su salud, sus elecciones del estilo de vida, la calidad de sus relaciones, y cuánto tiempo vivirá. La esperanza no es una actitud que algunos poseen y otros no. Aquellos que tienen una gran esperanza eligen que sea así. Ellos deciden elegir la esperanza sobre la desesperanza, el optimismo sobre la desesperación, y la fe en vez de la derrota.

A medida que enfoque su propia mente hacia la esperanza, estará ajustando las velas en lo que respecta al curso de su vida. La esperanza lo llevará a donde las emociones negativas nunca pueden ir. Con esperanza, optimismo y coraje usted puede aprender a navegar por encima de las olas que se estrellan contra su vida, y encontrar la paz verdadera y la fe genuina.

Cierre sus ojos. ¿Cómo se ve a la edad de cien años? ¿Estará montando en bicicleta mientras disfruta de la campiña como lo hizo Jeanne Calment a la edad de cien años? Si usted espera morir solo, deprimido y enfermo, probablemente así será. No obstante, si determina construir una nueva perspectiva llena de esperanza para el futuro, ciertamente esto no puede lastimarlo, y sí puede liberarlo de toda una vida de actitudes negativas y sus consecuencias.

Establezca la esperanza como uno de sus objetivos de vida. No importa cuán negativo haya sido en el pasado, puede reajustar sus velas en la dirección correcta ahora. Cuando usted elige sentirse esperanzado a pesar de las circunstancias negativas, fortalece su sentido del optimismo y aumenta su capacidad de tener esperanza.

Elabore un plan ahora mismo para hacer algo espectacular cuando cumpla cien años. Si va a celebrar una fiesta, planifique el menú y la música. Encuentre otras maneras inusuales y verdaderamente creativas de edificar y expresar su sentido de optimismo y esperanza en cuanto al futuro.

ACEPTE EL CAMBIO Y APRENDA A
NAVEGAR CON LA CORRIENTE

Otra actitud con la cual navegar es la flexibilidad. Los investigadores incluyen a la flexibilidad entre las actitudes que favorecen fuertemente a la longevidad. Otras actitudes que también contribuyen incluyen:

+ Responder creativamente al cambio
+ Reducir la ansiedad
+ Convertirse en una fuente de recursos creativos e inventivos
+ Ser muy adaptable
+ Integrar nuevas cosas e ideas a su vida
+ Mirar hacia adelante en la vida

Notará que todas las actitudes enumeradas anteriormente enfrentan el cambio de manera positiva. Tal vez el viejo proverbio es cierto: si usted no puede doblarse, finalmente se romperá. Todos podríamos también aceptar que la única constante en nuestra vida es el cambio.

El aprendizaje y las experiencias del crecimiento tienen un impacto fisiológico en su cuerpo. Un grupo de personas mayores que aprendieron a tocar el órgano mostró un aumento en el nivel de la hormona del crecimiento humano en su torrente sanguíneo después de su experiencia de aprendizaje. Los investigadores han vinculado este incremento en el nivel de la hormona con un mayor bienestar.[15]

FLEXIBILIDAD Y SUPERVIVENCIA

La serie de televisión *Survivor* nos hace pensar en lo que se necesita para ser un sobreviviente. El psicólogo Al Siebert estudió las personalidades de unos pocos sobrevivientes de una unidad militar que había sido prácticamente eliminada por completo en Corea. Estos individuos mostraron actitudes que los hicieron únicos y, sin duda, les permitieron salir adelante. Aquellos que superaron las probabilidades en su contra eran fuertes, pero más pacientes de lo que el médico había esperado. Su respuesta a los errores fue generalmente bromear sobre ellos en vez de enojarse.

Mientras Siebert siguió estudiando a los sobrevivientes, descubrió que una característica fundamental a la hora de superar las probabilidades es tener un grado inusual de flexibilidad. La característica más prominente de un superviviente es poseer una complejidad de carácter, una unión de muchos opuestos. Estos individuos son serios y bromistas, fuertes y gentiles, lógicos e intuitivos, trabajadores y perezosos, tímidos y agresivos, introspectivos y extrovertidos. Tales personas paradójicas no encajan fácilmente en categorías puras, y sus complejos rasgos de carácter causan que sean mucho más flexibles que otras personas.[16]

Según Siebert, es posible aprender a ser un sobreviviente. He aquí una lista de algunos rasgos de supervivencia:[17]

+ Disfrutar del trabajo por su propio bien, como un niño feliz

+ La capacidad de estar tan absorto en su trabajo que pierde de vista los sucesos externos, el tiempo y todas sus preocupaciones, a menudo silbando, tarareando, o hablando consigo mismo

+ Una disposición a parecer tonto, cometer errores y reírse de usted mismo

+ Una aceptación abierta de las críticas sobre su persona

+ Una imaginación activa, sueños, juego mental y conversaciones con usted mismo

+ Empatía con otras personas

+ Capacidad de ver patrones y relaciones en las organizaciones o el equipo

+ Ser oportuno, especialmente cuando se habla o lleva a cabo una acción original

+ Habilidad de detectar pistas tempranas sobre desarrollos futuros y dar los pasos de acción apropiados

+ Inconformidad cooperativa; negarse a ser controlado por leyes impropias o las normas sociales, pero elegir acatarlas la mayoría de las veces por el bien de otros a menos que se intente cambiarlas

+ Sentirse cómodo en situaciones complejas y confusas que otros encuentran desconcertantes y aterradoras

+ Mantener una perspectiva positiva y confianza en medio de la adversidad

+ Capacidad de asimilar experiencias nuevas, inesperadas o desagradables y de permitir que ellas lo transformen

+ Habilidad para convertir lo que otros consideran accidentes o desgracias en algo útil

+ Una sensación de ser más inteligente y disfrutar más de la vida a medida que envejece.

Es importante que usted se vea no solo como secretaria, jefe o madre. En otras palabras, no se vea en términos de un rol. No piense en sí mismo como una colección de hábitos, tales como: "Soy un fumador", "Soy alguien que se preocupa por todo", o "Soy alguien que consigue lo que quiere". Piense en sí mismo como un ser vivo, creado a la imagen de Dios, un individuo que está siempre cambiando, asumiendo constantemente nuevos desafíos y en crecimiento continuo.

Cuando pierda su capacidad de crecer, cambiar, probar cosas nuevas, y disfrutar de experiencias frescas y emocionantes, comenzará a morir. Un ser vivo que crece, respira y evoluciona continuará desarrollándose, incluso en la vejez.

La Biblia habla de permanecer renovado en su mente y su corazón. El salmista escribió en Salmo 92:12–14:

> El justo florecerá como la palmera;
> Crecerá como cedro en el Líbano.
> Plantados en la casa de Jehová,
> En los atrios de nuestro Dios florecerán.
> Aun en la vejez fructificarán;
> Estarán vigorosos y verdes.

Un árbol vigoroso y verde es uno que está lleno de vitalidad, vida y juventud. ¡Estas escrituras sugieren que la voluntad de Dios para nosotros es que nos sintamos mejor, nos veamos más jóvenes y vivamos más! No importa cuál sea nuestra edad, podemos ser un árbol fructífero, lleno de ideas novedosas, nuevos sueños, mucha esperanza y grandes expectativas. Ese es el deseo de Dios para nosotros.

Haga la decisión de aceptar el cambio, buscar nuevos retos y soñar con su futuro. Decida ahora que nunca crecerá mustio y cansado, y lo más importante…¡nunca envejecerá!

Capítulo 12

LA RISA Y LA LONGEVIDAD

Yo no viviría para siempre, porque nosotros no deberíamos vivir para siempre, porque si se supusiera que viviéramos para siempre, viviríamos para siempre, pero no podemos vivir para siempre, por lo que yo no viviría para siempre.[1]

—RESPUESTA DADA POR LA SEÑORITA ALABAMA EN EL CONCURSO SEÑORITA ESTADOS UNIDOS 1994 CUANDO SE LE PREGUNTÓ: **"SI PUDIERA VIVIR PARA SIEMPRE, ¿LO HARÍA, Y POR QUÉ?".**

EL MÉDICO PRINCIPAL de un hombre con cáncer le informa que estará muerto en una hora. Él corre a la ventana, mira hacia el cielo y clama:

—¡Dios, sálvame!

De repente, se escucha una voz maravillosa y melodiosa que dice:

—No te preocupes, hijo mío. Yo te salvaré.

El hombre vuelve a subirse a la cama lleno de fe, esperanza y paz.

Mientras tanto su médico se ha apartado del lecho y ha llamado a un oncólogo. El oncólogo entra en la habitación y declara:

—Si lo opero en una hora, puedo salvarlo.

—No, gracias —responde el hombre—. Dios me salvará.

Entonces un terapeuta de radiación entra en la habitación y dice:

—Si usted me deja comenzar a tratarlo inmediatamente, creo que puedo salvarlo.

—No, gracias —responde el hombre—. Dios me salvará.

Finalmente, un terapeuta nutricional entra en la habitación y le explica al hombre:

—Creo que puedo salvarlo si empezamos con un programa de nutrición de inmediato.

—No, gracias —responde el hombre—. Dios me salvará.

Después de la hora, el hombre muere. Cuando llega al cielo, se acerca a Dios y le pregunta:

—¿Qué pasó? Dijiste que me salvarías, pero morí y estoy aquí.

—¡Bueno, te envié a un oncólogo, un terapeuta de radiación y un terapeuta nutricional! —responde Dios—. ¿Qué más querías?

A veces la salud y la curación provienen de cosas inesperadas... como la risa, por ejemplo. El humor tiene un poder para levantarlo sobre las circunstancias de la vida hasta un lugar donde usted puede encontrar salud, sanidad y liberación del dolor, el estrés y otras emociones mortales que nos roban la longevidad. Un buen sentido del humor puede agregar años a su vida.

Julie descubrió dramáticamente el asombroso poder de la risa. Ella acudió a la organización del doctor Bernie Siegel, ECP, debido a su ceguera, la cual fue resultado de la diabetes. En cierta ocasión en que fueron a cenar a un restaurante, sus familiares y amigos la sentaron en una silla, y ella, suponiendo que la mesa estaba enfrente, empujó lentamente su silla hacia adelante. Julie continuó avanzando poco a poco hacia delante, y terminó atravesando la habitación. Todo el restaurante observaba en silencio, sin saber cómo responder. Finalmente, ella chocó contra otra mesa, donde las personas le preguntaron: "¿Le gustaría unirse a nosotros?".

Tan pronto como Julie se dio cuenta de lo que había sucedido, comenzó a reír incontroladamente. Y cuando lo hizo, todo el restaurante estalló en risas con ella.

Desde entonces, Julie ha recuperado la vista...verdaderamente un milagro de sanidad. Al hablar de su ceguera, dice: "La ceguera me enseñó a ver". Ella ahora trabaja como terapeuta en la organización del doctor Siegel.[2]

Julie fue verdaderamente única. Su don infeccioso del humor le permitió trascender una discapacidad que hubiera arrojado a otros a un pozo de depresión y desesperación. La risa es un arma poderosa en su arsenal contra el envejecimiento. Consideremos esto con más detenimiento.

Apoye a su sistema inmunológico con la risa

En una serie de estudios en la Universidad de Loma Linda en California, el investigador Lee Berk descubrió que ver un vídeo cómico puede fortalecer su sistema inmunológico de manera muy medible. Del mismo modo que las emociones estresantes como el dolor y la ira pueden reprimir a su sistema inmunológico, las emociones positivas como la risa pueden tener el efecto contrario. Cuando se analizó a un grupo de personas después de ver un vídeo cómico, todos mostraron mediciones de las funciones del sistema inmunológico más elevadas.[3]

"La jovialidad es algo muy serio", dijo el doctor Berk, uno de los principales investigadores en cuanto al humor y la salud de Estados Unidos.[4] Los estudios de Berk revelaron estadísticamente reducciones significativas en los niveles de cortisol junto con un incremento de los anticuerpos que combaten la infección, las citocinas que regulan la función inmune, y las células asesinas naturales que buscan y destruyen los virus y tumores.[5]

Una buena carcajada estimula el sistema inmunológico del cuerpo y reduce las hormonas que causan estrés. Un estado de ánimo positivo ayuda a que las personas sanas se mantengan bien y a que los enfermos se recuperen.[6]

"Hay mucho valor medicinal en la risa", dijo el psicólogo Don Powell, fundador y presidente del Instituto Estadounidense de Medicina Preventiva con sede en Farmington Hills, Michigan.

Su organización incorpora los seminarios sobre la risa a sus presentaciones corporativas sobre el manejo del estrés. "La risa es una sensación natural que tiene efectos positivos tanto mental como físicamente. Esta puede incrementar la circulación, estimular la digestión y disminuir la presión sanguínea. También puede reducir la tensión muscular", dijo.[7]

El interés por investigar el poder curativo de la risa fue avivado por el libro que escribiera Norman Cousin en 1979, *Anatomía de una enfermedad*. En el mismo, el autor comparte cómo consiguió alivio del dolor de una enfermedad degenerativa, abriéndose paso a través de ella riendo con vídeos humorísticos.

El doctor Berk y su socio, el doctor Stanley Tan, son pioneros en el campo de la investigación de la risa llamado *psiconeuroinmunología*. Sus pruebas de laboratorio revelan las disminuciones increíbles que ocurren en nosotros después de que nos reímos a lo largo de un vídeo divertido. Los niveles de la hormona del estrés, incluyendo la epinefrina y la dopamina, se reducen después de una buena risa. Además, algunos de los cambios en el sistema inmunológico todavía están presentes en su cuerpo al día siguiente de haber reído con ganas.

He aquí una lista de cambios medibles que tienen lugar en su cuerpo después de disfrutar de una buena risa:[8]

+ La actividad y el número de células asesinas naturales que atacan los tumores y los virus sin la ayuda de otras células aumentan.

+ Se activan más células T auxiliares que ayudan a organizar la respuesta del sistema inmunológico.

+ Hay un aumento de la inmunoglobulina del anticuerpo A, que combate las infecciones en las vías respiratorias.

+ Hay más interferón gamma, una hormona que hace que el sistema inmunológico se active. El interferón gamma combate los virus y regula el crecimiento celular.

+ Hay más células B, que se agrupan cerca de los ganglios linfáticos y producen anticuerpos contra microorganismos nocivos.

+ Hay más "complemento 3", que ayuda a los
  anticuerpos a perforar las células infectadas o
  disfuncionales.

LA RISA A NIVEL CELULAR

Por lo tanto, este es un resumen de cómo su cuerpo cambia a nivel celular cuando usted se ríe:

+ Las células que producen anticuerpos aumentan en
  número.

+ Las células que combaten los virus se organizan y
  preparan para la batalla.

¡Todo esto es el resultado directo de una buena broma![9] ¡No es de extrañar que los comediantes como George Burns vivan tanto tiempo!

LA RISA, UN CONDUCTOR CELULAR

Los investigadores Lee Berk y Stanley Tan señalaron que además de impulsar su sistema inmunológico, la risa juega un papel interesante en la armonía general que su sistema inmunológico necesita para trabajar lo mejor posible. El Dr. Berk se sorprendió por los hallazgos, al igual que el psicólogo Paul McGhee. "Es asombroso pensar que algo tan común como la risa podría manipular procesos inmunológicos significativos", dijo McGhee.[10]

Imagine que todos los sistemas de su cuerpo son miembros de una orquesta y que deben actuar juntos en armonía. Un sistema necesita aumentar su volumen debido a un virus de la gripe. Otro sistema necesita sonar un poco más suave. Dos sistemas necesitan unirse en un momento en particular para producir un efecto especial. Bueno, la risa entra en la sinfonía y actúa como directora de orquesta, trayendo armonía y equilibrio a todas las otras actuaciones.[11]

Tan dijo: "Todas estas neurohormonas actúan como una orquesta; cada instrumento produce una nota particular. La risa hace que toda la orquesta sea más melodiosa o equilibrada. En otras palabras, la risa trae un equilibrio a todos los componentes del sistema inmunológico".[12]

Según Berk, la risa alegre modula componentes específicos del sistema inmunológico como el director de una orquesta. El director tiene la opción de aumentar el ritmo y el volumen, haciendo la música más fuerte, más rápida y menos armoniosa. El director también puede calmar el ritmo, mejorar la integración del sonido, y asegurarse de que el cuerpo armoniza en una actuación saludable.[13] La risa es ciertamente una fuerza potente.

TODO EL MUNDO AMA A UN BROMISTA

¿Es usted un hombre sabio, dado a decir una broma o dos? Contar chistes, así como escucharlos, produce un impacto en su cuerpo. El propio cerebro se ve afectado cuando cuenta un chiste o una broma. Peter Derks del Colegio de William y Mary, en Williamsburg, Virginia, afirma que la actividad de las ondas cerebrales cambia físicamente cuando nos reímos.[14] Y el psicólogo Paul McGhee dice que la risa frecuente relaja los músculos, ayuda a controlar el dolor, puede reducir la presión arterial y ayuda a manejar el estrés.[15]

RISAS Y EJERCICIOS

Los investigadores han descubierto que la risa y el ejercicio desencadenan respuestas similares. Al igual que sucede en los atletas, la risa aumenta las hormonas buenas como las endorfinas y los neurotransmisores en los sujetos que fueron sometidos a prueba. Estos individuos también muestran niveles disminuidos de las hormonas del estrés, como el cortisol y la adrenalina.

LA PÉRDIDA DE LA RISA INFANTIL

Los niños se ríen unas cuatrocientas veces al día, pero el adulto promedio ríe solo de seis a ocho veces diarias. El humor se da naturalmente en los niños. La mente inquisitiva de un niño se deleita ante cada nuevo descubrimiento, y la interacción social siempre comienza con una sonrisa. Divertirse parece ser el motivo detrás de casi toda actividad infantil.[16] Sin embargo, como un adulto, sus experiencias de vida están probablemente a kilómetros de distancia de esto. ¿El siguiente escenario le resulta conocido?

Usted permanece atascado en medio del tráfico durante una hora, entretanto su coche se sobrecalienta y sus hijos esperan que los recojan en la guardería. Mientras cuenta los minutos en el reloj del tablero de instrumentos pensando en que tal vez se pierda su reunión de esta tarde, en la cena que necesita preparar y en la ropa que debe lavar, su cuerpo le envía señales a su cerebro que no son buenas para su salud. Las experiencias negativas hacen que su cuerpo libere niveles elevados de hormonas del estrés, incluyendo cortisol, la hormona del crecimiento, betaendorfina y prolactina. El resultado es que se siente estresado. Ese sentimiento de estrés hace que su presión sanguínea aumente y causa que tengan lugar una serie de otras reacciones físicas que roban la longevidad.

El juego de la infancia se sustituye por el serio estrés de la vida adulta. El médico Barry Bittman afirma que el estrés no es más que una percepción con efectos perjudiciales medibles que incluyen presión arterial alta, aumento de los niveles de azúcar en la sangre y una inmunidad reducida. "No debe sorprendernos que los efectos a largo plazo del estrés continuo hayan demostrado conducir a una enfermedad grave", dijo el doctor Bittman.[17] En el Hospital Oasis de Esperanza hemos estado usando la terapia de la risa por más de cincuenta años con nuestros pacientes obteniendo resultados asombrosos.

RISAS Y ESTRÉS

Sin embargo, el estrés es una cuestión de percepción. El estrés abrumador que siente una persona cuando ve que su auto tiene un rasguño no lo experimenta en absoluto otro individuo cuando le sucede lo mismo a su vehículo.[18] Algunas personas se mantienen equilibradas frente a una adversidad enorme, mientras que otras reaccionan de manera excesiva ante presiones muy ligeras.[19]

Los efectos del estrés percibido en su cuerpo incluyen alta presión sanguínea, aumento de los niveles de azúcar en la sangre y menor inmunidad. La risa tiene el efecto contrario. El buen estrés, llamado "euestrés" (*eu* en griego significa "bien" o "bueno"), que la risa causa produce niveles más bajos de hormonas del estrés, lo cual hace que se sienta bien. El impacto físico en su cuerpo es muy positivo. Usted vive más tiempo y se siente mejor cuando se ríe mucho. La risa es en realidad una forma de estrés positivo, o estrés a la inversa. Una buena carcajada es la destructora definitiva del estrés.

Muchos investigadores han demostrado que el estrés malo suprime su sistema inmunológico. Los doctores Tan y Berk querían saber si la risa o el estrés bueno podría actuar como un antídoto contra el estrés.

Ellos estudiaron a un grupo de adultos promedio y encontraron que, en realidad, fueron afectados poderosamente por la risa. Los sujetos que participaron en el estudio se sentaron durante toda una hora de diversión incontrolada mientras veían vídeos de comediantes. Un grupo de control se sentó en silencio fuera del alcance del oído. Los médicos de la investigación tomaron muestras de sangre cada diez minutos durante y después de la risa.

Los investigadores demostraron médicamente que la risa es una válvula de seguridad para el cuerpo, una forma de contrarrestar la tensión. Cuando estamos estresados y llenos de tensión, la risa provoca que nuestros elevados niveles de hormonas del estrés disminuyan de nuevo hasta la normalidad. El resultado es que nuestros sistemas inmunológicos son capaces de funcionar más eficazmente.[20]

Una vez conocí a una mujer que trabajaba en una de las posiciones más estresante y exigentes imaginables. Sin embargo, ella parecía al menos de diez a veinte años más joven de lo que realmente era. Cuando se sentía estresada, se volvía muy divertida y se reía continuamente. Sus bromas y risas eran a menudo contagiosas, haciendo que todos a su alrededor participaran de la diversión. Su sentido del humor era capaz de evitar que la carga de su trabajo estresante afectara su cuerpo. Hoy ella sigue pareciendo más joven que nunca, y continúa riéndose con la misma frecuencia. Esta mujer es un testimonio ambulante de la capacidad de la risa para minimizar los efectos de envejecimiento que el estrés provoca en el cuerpo de un individuo.

Reducción de sus factores de estrés

¿Está usted estresado? No se encuentra solo. Más del 75% de todos los estadounidenses consideran sus vidas demasiado complejas. El estrés por el trabajo y la familia se añaden a la fatiga y las emociones relacionadas con el estrés, y esto puede crear una sensación inminente de desesperanza y futilidad.

Las causas del estrés y la ira son muchas. He aquí las primeras diez razones para sentirse estresado:[21]

- Conflictos con los seres queridos
- Problemas de dinero
- El ritmo de la vida moderna
- Trabajar y criar a una familia
- El ruido excesivo
- Crimen en la comunidad
- La violencia en la televisión y las películas
- Problemas de salud
- Los viajes para trasladarse de un lugar a otro
- Las computadoras

¿Se siente estresado en el trabajo? El estrés laboral ocupa un lugar alto en la lista de factores que nos hacen sentir estresados. En realidad, la violencia en el lugar de trabajo es una preocupación creciente para muchos. ¿Y por qué no debería ser así? Los empleos se han vuelto muy exigentes, las presiones para producir van en

aumento todo el tiempo, las políticas en el lugar de trabajo puede
llegar a ser insoportables, incluso para los más apacibles de nosotros.

La tecnología, una vez considerada como la salvadora que aliviaría
nuestro estrés, simplificaría nuestras vidas, y nos bendeciría a todos
con más tiempo libre, ha hecho lo contrario. En lugar de tener más
tiempo, nuestros relojes parecen marcar el paso más rápido con cada
avance tecnológico. Los empleados que son monitoreados electró-
nicamente reportan ansiedad, depresión, agotamiento y miedo casi
dos veces más a menudo que aquellos que no son supervisados.[22]

Reír aleja el estrés

El humor es una cualidad de percepción que nos permite experimentar alegría incluso cuando se enfrentan circunstancias extremadamente estresantes.[23]

Las enfermeras que trabajan en entornos estresantes que les
exigen mucho desde el punto de vista físico, mental, emocional y espiritual pueden terminar agotadas emocional y espiritualmente. Si
se siente así en el trabajo, el agotamiento y un sentimiento cáustico
de pesimismo no están muy lejos. Para las enfermeras, la exposición
crónica al estrés laboral puede conducir al agotamiento, el cual la
enfermera Christine Maslach define como "un síndrome de extenua-
ción emocional y pesimismo que ocurre frecuentemente entre individuos que hacen alguna clase de 'trabajo con la gente'".[24]

Debido a que las enfermeras son personas compasivas y huma-
nitarias que trabajan con los que sufren, corren un gran riesgo de
experimentar un agotamiento profesional. Las enfermeras experimentan un sentido de fracaso cuando sus esfuerzos son ineficaces.
Ellas se enojan y se frustran cuando los pacientes se oponen a su
cuidado, y se afligen cuando mueren. Experimentar de manera constante una gama tan amplia de emociones conduce a cambios estresantes dentro de sus cuerpos y a la búsqueda de algo para combatir
el estrés.

LA RISA, UNA HERRAMIENTA CONTRA EL ESTRÉS

La enfermera Patty Wooten dice que el humor puede ser utilizado como un destructor del estrés que actúa en contra del impacto físico del estrés laboral.[25] La experiencia de la risa rompe momentáneamente los sentimientos de ira y miedo, reemplazando esas emociones dañinas con momentos de despreocupación, alegría y esperanza. No es raro que las enfermeras experimenten una fatiga compasiva, un sentimiento de que no les queda nada que dar. Tales sentimientos pueden tener lugar en otras relaciones fuertemente dependientes, como al cuidar a un padre anciano o a un niño discapacitado. Sin embargo, encontrar humor en medio del trabajo, incluso para una persona emocionalmente cansada, puede reponer la compasión y la energía, como en el caso de Lupita León.

LA RISA, UN TRATAMIENTO MÉDICO

En 1979, Norman Cousins comenzó a tratar la enfermedad que amenazaba su propia vida con la risa. Sin embargo, Cousins no era el primero en prescribir la risa como un remedio médico. En la década de 1300, Henri de Mondeville, profesor de cirugía, escribió: "Se debe permitir que el cirujano se ocupe de regular todo el régimen de la vida del paciente para que experimente alegría y felicidad, dejando que sus parientes y amigos especiales lo animen, y teniendo a alguien que le cuente bromas".[26]

Cousins pasó los últimos doce años de su vida en la Escuela de Medicina de la UCLA, en el Departamento de Medicina del Comportamiento, buscando la prueba científica de lo que el doctor Mondeville alegara en la Edad Media. Dándose cuenta de que el estrés causaba alta presión sanguínea, tensión muscular, supresión inmunológica y muchos otros efectos negativos en el cuerpo, Cousins buscó determinar si la risa causaba lo contrario. Él demostró científicamente que la risa es el antídoto perfecto para el estrés.[27]

Un sentido del humor nos permite percibir y apreciar las incongruencias de la vida y proporciona momentos de alegría y deleite.

Estas emociones positivas pueden crear cambios en el cerebro que amortiguan los efectos del estrés en el sistema inmunológico. ¿Recuerda a mi amiga que se reía en medio de su estrés? La risa proporciona una liberación catártica, librándonos de las emociones negativas y liberando la tensión.

¿EN QUÉ MEDIDA ES USTED RESISTENTE AL ESTRÉS?

El estrés resbala sobre algunas personas como el agua por la espalda de un pato, mientras que otras parecen ir en busca de cosas que las estresan. La socióloga Suzanne Kobassa definió tres características, a las que llamó "factores de resistencia", que causan que algunos individuos sean más resistente al estrés que otros: compromiso, control y desafío.[28] ¿Alguna vez ha pensado en lo bien que lidia con el estrés en comparación con otros que lo rodean? ¿Qué mecanismos de defensa emplea? ¿Son saludables o tienden a ser dañinos?

Si tiene un fuerte compromiso con usted mismo y su trabajo, si cree que está en control de sus opciones en la vida, y si ve el cambio como algo desafiante en lugar de amenazador, es más probable que tenga éxito lidiando con el estrés.[29] Muchos expertos coinciden en que un ingrediente principal del agotamiento es un sentido de impotencia.

El humor nos permite sentir un cierto sentimiento de indiferencia cuando las cosas están candentes. Este sentimiento de indiferencia, incluso en la peor de las circunstancias, proporciona un sentido de control que posibilita salir adelante.

Cuando se analizó a las enfermeras propensas al estrés y el agotamiento para medir su sentido del control y su sentido del humor, los resultados fueron increíbles. Los investigadores pudieron probar que un sentido del humor bueno y adecuado tiene un impacto directo y poderoso en la capacidad de una persona para tener una sensación de control. Si se anima y guía a las personas a usar el humor, pueden adquirir un sentido de control sobre las circunstancias de su vida. Aunque nosotros a menudo no podemos controlar los sucesos en nuestro lugar de trabajo y el mundo, tenemos la capacidad de controlar cómo vemos estos sucesos. También tenemos la capacidad de elegir cómo vamos a responder emocionalmente a ellos.[30]

LA IRA, EL ESTRÉS Y LAS EMOCIONES REPRIMIDAS

La tensión, el miedo y la ira pueden contribuir a tener una presión arterial alta, con la posibilidad de que se desencadenen apoplejías o ataques al corazón. Según el médico Samuel J. Mann, el verdadero culpable detrás de muchas lecturas de presión arterial alta es la emoción reprimida.

Las emociones son poderosas, pero demasiadas personas acumulan emociones explosivas como la ira, el odio, e incluso la rabia en un armario que se encuentra en algún lugar profundo dentro de ellas. Con el paso de los años, el armario está cada vez más lleno, y la puerta que ha sido firmemente cerrada sobre estas emociones se vuelve cada vez más débil. Finalmente, incapaz de escapar por una vía más apropiada, la fuerza de estas emociones encerradas socava toda la estructura. En otras palabras, la salud del cuerpo se ve comprometida.

Según los expertos, cuando un paciente hipertenso está listo para confrontar un pasado doloroso, los beneficios no solo son emocionales, sino también mejoran las probabilidades de vida de una persona aún más en el futuro.[31]

El poder de la ira

¿Qué emociones son contrarias a la risa y la diversión en su vida? ¿Enfado? ¿Rabia? ¿Falta de perdón? ¿Venganza? Estas son emociones poderosas que robarán años de su vida si no trata con ellas adecuadamente.

La ira es como quemar combustible para aviones. Hace que un individuo quiera explotar, golpear con el puño una pared, tocar la bocina con fuerza o darle una reprimenda a un empleado. Este combustible ardiendo está destruyendo los matrimonios y hasta acabando con las vidas. La ira incontrolada y mal manejada es la causa número uno de divorcio. Los conflictos en las relaciones personales son inevitables, pero manejar la ira es un don que debe aprenderse.[32]

Sea real

Aunque es posible que haya ocultado de la vista cuidadosamente sus emociones reprimidas, ellas son muy reales y resulta probable que tengan un impacto mucho mayor en su vida del que usted sospecha.

Para comenzar a tratar con las emociones reprimidas, primero debe confrontarlas. Usted tiene que ser real. Pregúntese sobre lo que desencadena sus respuestas y reacciones enojadas, las cuales suelen estar fuera de proporción con la realidad de un suceso. ¿Qué siente justo antes de que su ira explote y pierda el control? Debe investigar por qué su reacción fue tan drástica.

Por lo general, las reacciones excesivas y las explosiones de emociones fuera de control son el resultado de la ira reprimida en el pasado. Muchas personas tienen un patrón de reprimir su ira hasta que las presiones, tensiones y el estrés se vuelven intolerables. En este punto suelen estallar como un volcán, y se encuentran haciendo cosas que después lamentan. Tales individuos no han aprendido a evitar reaccionar exageradamente.

La ira y la rabia mal administradas son las principales causas de conflicto en nuestras relaciones personales y profesionales. De acuerdo a Leonard Ingram, del Instituto de la ira de Chicago, el abuso doméstico, las riñas en medio del tránsito, la violencia en el lugar de trabajo, los divorcios, así como la adicción a la comida, las drogas y muchas otras cosas dañinas son solo unos pocos ejemplos de lo que sucede cuando no se maneja la ira correctamente.[33]

El primer paso para controlar su ira es dejar de pretender que no está enojado. Por lo tanto, una regla para tratar con la ira es: *deje de fingir.*

Los compañeros de trabajo, cónyuges, miembros de la familia y amigos que tratan con personas enojadas están en fila para experimentar su propio tipo de riesgos de salud relacionados con el estrés. Aprender a calmar la ira en lugar de alimentarla puede ayudar. Aprenda a dejar de defenderse a sí mismo y a comenzar a lidiar con la ira de la otra persona, lo cual constituye el verdadero problema. Regla dos para tratar con la ira: *aprenda a calmar la ira*.

DEJE DE SER UNA VÍCTIMA

En lugar de ser una víctima de los comportamientos negativos de otra persona, hay algunas cosas que puede hacer para entender qué está sucediendo y por qué.

Usted puede determinar el propósito de la ira u otros comportamientos negativos de una persona por la forma en que se siente cuando la situación está ocurriendo. En lugar de reaccionar al comportamiento emocional de la otra persona, puede preguntarse: "¿Cómo me hace sentir justo ahora este comportamiento? ¿Qué esta persona, ya sea a sabiendas o de forma inconsciente, está intentando lograr?".

1. Si se siente molesto o irritado por el comportamiento de alguien, esa persona puede estar *tratando de llamar su atención*.

2. Si se siente impotente y fuera de control, esa persona puede estar *tratando de tener poder sobre usted y de controlarlo*.

3. Si se siente herido, esa persona puede estar *buscando vengarse de usted*.

4. Si se siente desanimado o desamparado, esa persona puede estar *retirándose de una tarea o situación que él o ella se siente incapaz de enfrentar*.[34]

¿Cómo sabe si ha resuelto sus problemas de ira o simplemente ha controlado su enojo encerrándolo de nuevo en su armario interno? He aquí algunos indicadores de una ira resuelta frente a una ira controlada, la cual sin duda saldrá a relucir de nuevo con el tiempo.

IRA CONTROLADA	IRA RESUELTA
• Defensa ante la crítica • Se culpa a la víctima • Luchas por el poder • Se alimenta el resentimiento • Salidas de personas del sistema • Aumenta la frustración y la desesperación • Se exige a los demás que se pongan las pilas	• Disposición a hablar sobre los problemas que causan ira • Identificación del verdadero problema • Construcción de alianzas • Desarrollo de la autosatisfacción • Se ofrece apoyo • Edificación de la confianza y la esperanza • Se invita a buscar soluciones creativas.[35]

Si usted está luchando con problemas de ira y otras emociones no resueltas, obtenga ayuda. Comience reconociendo que tiene un problema. Aunque puede ser muy difícil para usted admitirlo y aceptarlo en un primer momento, los beneficios de ser real acerca de su situación pueden alargar considerablemente su vida. Cinco minutos de ira o frustración dejan exhausto al sistema inmunológico por más de seis horas.[36]

Más importante aún, si la ira es un problema para usted, puede ser que se esté tomando a sí mismo y su vida demasiado en serio. ¿Por qué no aprender a reírse de nuevo? Usted no es impotente frente a sus propias emociones. Puede establecer el tono y la atmósfera para su propia vida. Siembre una pequeña risa en las personas que lo rodean y recogerá una cosecha de buena voluntad. La experiencia de la risa destierra momentáneamente los sentimientos de ira y miedo, y proporciona momentos de despreocupación, alegría y esperanza. La risa es el antídoto perfecto a las emociones oscuras y negativas.

RÍA PARA ALIGERAR SU CARGA

Muchos hemos llevado el peso del mundo sobre nuestros hombros durante tantos años que nos hemos convertido en personas amargadas. Nos vemos atascados en medio del tráfico y actuamos como si esperar dos o tres minutos fuera el fin del mundo. Alguien se atraviesa en nuestro camino y estamos listos para matar. No vamos a vivir mucho tiempo si no aprendemos a relajarnos un poco.

Si tiende a tomarse a sí mismo y su vida demasiado en serio, puede ser hora de tirar algo del equipaje adicional por la borda y aligerar su carga. Dele un vistazo a su barco, pues es posible que ya se esté hundiendo lentamente. Sin embargo, no lo sabrá hasta que empiece a entrar agua y se ahogue.

Usted aprendió a ser un amargado, así que también puede aprender a reírse. El humor es una habilidad adquirida para ver los sucesos de la vida de una forma desenfadada. He aquí algunos consejos para perfeccionar su vena humorística.[37]

- Busque a las personas con un don especial para ver el lado divertido de una situación. Reírse es contagioso.

- Suscríbase a literatura entretenida, visite sitios web divertidos y compre libros de bromas.

- Aprenda a contar chistes. Practique ser divertido. Incluso si echa a perder un chiste, aún así puede conseguir una risa.

- Permanezca en contacto con su bromista interior, esa naturaleza juguetona e infantil que todos tenemos, pero quizás no reconozcamos debido a la seriedad de nuestro trabajo.

El humor puede darle alas que lo ayudarán a elevarse sobre un mundo lleno de amargura, luchas, ira, celos y competencia. La Biblia dice: "Todos los días del afligido son difíciles; mas el de corazón contento tiene un banquete continuo" (Proverbios 15:15). Dos personas pueden experimentar las mismas circunstancias, sin embargo, ver la vida completamente diferente. Uno se deleita con la alegría de la vida a pesar de sus circunstancias, y el otro se siente abrumado por cargas que parecen imposibles de soportar. La diferencia entre estos dos puntos de vista puede estar en algo tan simple como aprender a reír. La risa es la clave para una vida larga y alegre.

La Biblia también dice que reír es como tomar una medicina. "El corazón alegre constituye buen remedio; mas el espíritu triste seca los huesos" (Proverbios 17:22). Esta verdad de la Biblia es un hecho científico. Reír, sonreír y divertirse causa que se liberen endorfinas en su cerebro, lo cual le proporciona una sensación general de bienestar.[38] Así que siga la prescripción bíblica y ría más a menudo. Usted agregará años a su vida, fortaleza a su alma, y resistencia a su mente y su cuerpo.

Me pregunto si los dolientes de Anna se reían mientras esculpían su lápida:

> Aquí yace el cuerpo de nuestra Anna
> Que encontró la muerte debido a un plátano
> No fue el fruto el que la aniquiló
> Sino la cáscara de la cosa lo que la hizo partir.[39]
>
> —INSCRIPCIÓN EN LA TUMBA DE ANNA HOPEWELL
> EN ENOSBERG FALLS, VERMONT

Capítulo 13

TODO LO QUE NECESITA ES AMOR

Fuerte es como la muerte el amor.

—CANTAR DE LOS CANTARES **8:6**

DOS DE MIS pacientes ilustran el poder extraordinario del impacto del amor en el cuerpo físico. Una mujer atlética de diecinueve años que amaba su deporte vino a verme. Ella sufría de cáncer en el intestino delgado. Sus doctores habían perdido la esperanza después de que un tratamiento de quimioterapia no lograra detener el crecimiento de sus tumores. Desde el punto de vista médico, su pronóstico bajo estas condiciones era la muerte en un intervalo se tiempo de tres a seis meses.

Esta joven atleta estaba lista para representar a su país en los próximos Juegos Olímpicos que se celebrarían ocho meses más tarde a partir de la fecha en que ingresó al Hospital Oasis de Esperanza. Ella comentó que vino a verme porque se negaba a aceptar el pronóstico de sus propios médicos. Bajo ninguna circunstancia dejaría de participar en la competición próxima.

Comenzó su tratamiento con mucha fe y disciplina. Los resultados fueron realmente sorprendentes. Nuestros pacientes que han tenido este tipo de tumor rara vez lo superan. Sin embargo, la determinación y la tenacidad de esta chica estimularon sus defensas con tanta fuerza que destruyeron su tumor. En realidad, nuestro tratamiento meramente sirvió como un refuerzo emocional. La amábamos, sencilla y llanamente. Nuestro personal la rodeó con enormes dosis de amor y apoyo. Hasta la fecha, esta paciente está viva y sana.[1]

Lo contrario ocurre también. Por ejemplo, una mujer de cuarenta y ocho años llegó a nuestra clínica con cáncer de mama luego de que su pecho izquierdo hubiera sido extirpado quirúrgicamente. Solo mostraba rastros débiles de su antigua belleza. Su piel era de color gris oscuro, estaba calva, y su cuerpo se encontraba tan demacrado que parecía que había estado en un campo de concentración.

El cáncer de esta una vez hermosa mujer se había complicado debido a una metástasis en los huesos y pulmones. Las terapias convencionales fracasaron, y sus médicos la habían enviado a su casa para que muriera.

Siguiendo nuestro tratamiento no tradicional del cáncer, ella comenzó a mejorar. Su cabello creció de nuevo, ganó peso, y antes de mucho tiempo parecía una nueva persona. Aunque la mutilación quirúrgica le proporcionó un golpe doloroso, lo había superado.

Sin embargo, tristemente, una vez que su marido vio que estaba más fuerte, decidió pedirle el divorcio. Ella consideró la solicitud como un rechazo a su cuerpo mutilado. Tres semanas después experimentó una explosión de nuevos tumores de cáncer. Aunque vino de nuevo a verme, confesó que la pérdida del amor de su marido representaba el peor tipo de rechazo. La vida había perdido todo significado para ella. Su sistema inmunológico colapsó, y los tumores aprovecharon la puerta abierta y la mataron.

AMOR Y SALUD

Una canción popular nos dice que sin amor no somos nada. El amor es ciertamente una fuerza poderosa, más poderosa de lo que nosotros podemos incluso haber imaginado. Los científicos han demostrado que aquellos que tienen relaciones fuertes y amorosas viven vidas más largas y saludables que los que no las tienen.

El vínculo entre el amor y la longevidad no es solo un conocimiento del corazón. El poder del amor ha sido probado científicamente. Un estudio sueco reveló que los hombres de cincuenta años que habían atravesado niveles elevados de estrés emocional solos, sin el apoyo de la familia o amigos cercanos, tenían tres veces más probabilidades de morir dentro de los próximos siete años que aquellos cuyas vidas fueron tranquilas. Otros hombres que habían sufrido experiencias estresantes similares, pero también disfrutaron de una gran ayuda emocional de parte de muchas relaciones de apoyo en sus vidas, no experimentaron un aumento en la mortalidad.[2]

¿Cuáles fueron las circunstancias estresantes que estuvieron vinculadas a una muerte temprana? Estas incluyeron lo siguiente:

- Grave preocupación por un miembro de la familia
- Verse obligado a mudarse
- Sentimientos de inseguridad en el trabajo
- Graves problemas financieros
- Ser blanco de una acción legal[3]

Los investigadores concluyeron que experimentar estrés sin tener relaciones de apoyo fuertes puede disminuir la resistencia a la enfermedad. Sin embargo, cuando usted tiene cerca a personas con las cuales hablar sobre los sucesos estresantes, las reacciones emocionales se reducen de una manera increíble. Por lo tanto, las relaciones amorosas en su vida lo ayudan a permanecer sano.[4]

¿SU CÓNYUGE LE MUESTRA AMOR?

¿Su esposa le da un beso en la mañana? ¿Su marido coloca su brazo alrededor de usted en público? ¿Su cónyuge sostiene su mano sobre la mesa mientras cenan? Todas estas son muestras inocuas y dulces de afecto, pero demasiado tontas, ¿verdad? ¡Está equivocado! Tales señales amorosas podrían salvar su vida.

Jack Medoli y Yuri Goldbourt llevaron a cabo un estudio notablemente revelador sobre el amor en Israel. Los dos investigadores estudiaron a diez mil hombres con condiciones de alto riesgo como angina de pecho, ansiedad, colesterol alto y latidos cardíacos irregulares...todos los ingredientes para un ataque al corazón fatal. Ellos determinaron a través de pruebas psicológicas quiénes podían desarrollar un ataque al corazón y quiénes no. Después de que todo estuvo dicho y hecho, los que tuvieron la mayor incidencia de ataques cardíacos fueron los que contestaron no a la pregunta: "¿Su esposa le muestra amor?".[5]

Según Leo Buscaglia, las compañías de seguros han descubierto que los hombres que se van a trabajar por la mañana luego de recibir un beso de sus esposas tienen menos accidentes automovilísticos y vivirán un promedio de cinco años más que aquellos que salen sin que les den un beso.[6] Si no fuera por el hecho de que las compañías de seguros están en el negocio de evaluar los riesgo para aumentar sus ingresos, no sé si lo creería. ¡Pero ahí está, algo simple y románticamente científico!

Estos descubrimientos revolucionarios del siglo veinte eran bien conocidos hace siglos para el pueblo hebreo. Los proverbios bíblicos exaltan el valor de las relaciones amorosas:[7]

> Alégrate con la mujer de tu juventud.
> —PROVERBIOS 5:18

> El que halla esposa halla el bien.
> —PROVERBIOS 18:22

AME A SUS PADRES

¿Mantiene una relación cercana y amorosa con sus padres ancianos? Si lo hace, podría estar extendiendo sus vidas.

Un estudio de trece años de duración registró los cambios en la salud y las muertes de 220 padres ancianos para determinar si los vínculos intergeneracionales producían un impacto en la longevidad. Los investigadores encontraron que los ancianos tienden a vivir más tiempo si disfrutan de relaciones amorosas que proporcionan una ayuda práctica, como personas que los conducen al consultorio del médico o los ayudan en casa. La sorprendente conclusión: los lazos de amor con los hijos de mediana edad hacen más para alargar la vida que cualquier otro apoyo.[8]

Haitao Wang, de la Universidad del Sur de California, encuestó a padres e hijos cada tres años teniendo en cuenta la salud, la edad, el estado civil y la educación. He aquí algunos de sus hallazgos:

+ Era menos probable que los padres que se sentían cerca de sus hijos llegaran a estar deprimidos o a volverse discapacitados.

+ Los padres que recibieron ayuda práctica de los hijos eran 20% menos propensos a morir que los que no obtuvieron ninguna.

+ Incluso después de considerar el apoyo práctico de los hijos, los que se sentían por encima de la media en cuanto a la cercanía con sus hijos tenían un 40% menos de probabilidades de morir en un período de trece años que aquellos que se sentían por debajo de la media en la cercanía con sus niños.[9]

LA BIOQUÍMICA DEL AMOR

Aunque la investigación sobre el amor está en su infancia, los estudios están comenzando a confirmar sus efectos positivos. La Fundación Menninger de Topeka, Kansas, descubrió que las personas que estaban enamoradas tenían niveles más bajos de ácido láctico en el torrente sanguíneo, lo cual causa que se sientan menos cansadas. Estos individuos también tienen niveles más altos de endorfinas, lo que hace que se sientan más eufóricos y menos sensibles al dolor. Sus corpúsculos blancos responden mejor a la infección y atrapan menos resfriados.[10]

En 1982, David McClelland y Carol Tishnit, psicólogos de Harvard, descubrieron que incluso las películas sobre el amor aumentan los niveles de la inmunoglobina A en la saliva, la primera línea de defensa contra los resfriados y otras enfermedades virales. Aunque el aumento de la inmunoglobina A duró menos de una hora, podría haber sido prolongado al hacer que los sujetos pensaran en momentos de sus vidas cuando alguien los amaba. Si amamos, somos felices, y aquellos que nos rodean forman parte de nuestro mundo positivo y no desgastan nuestras defensas.

ESTE ES SU CEREBRO ENAMORADO

¿Alguna vez se ha preguntado qué pasa físicamente en su cerebro cuando se enamora? Si está enamorado, su hipotálamo le dice a su corazón que golpee más rápido, sus poderes de concentración declinan, y sus pensamientos permanecen fijos en la persona que es objeto de su amor. El hipotálamo es el área del cerebro que contiene muchas de las conexiones con las áreas asociativas de su corteza (sus células grises). Es la parte del cerebro que controla su percepción del dolor y el hambre, sus emociones y sentimientos (tales como el miedo, la ira, la tristeza y el amor), así como también sus ritmos biológicos y los sentimientos sexuales. Su hipotálamo es el administrador de sus emociones y sentimientos.

Cuando usted se enamora, su hipotálamo secreta un compuesto químico llamado feniletilamina (FEA). Mientras el nivel de la FEA aumenta en su sangre, su cerebro se estimula y produce endorfinas. Las endorfinas, como mencionamos antes, tienen casi los mismos efectos en su cerebro que la morfina. Nosotros en realidad llegamos a estar embriagados de amor, o eufóricos a un nivel químico, con respecto a la persona en quien hemos depositado nuestros afectos.

¿Qué sucede cuando su príncipe azul no llama? ¿Qué sucede cuando su chica favorita se pelea con usted? Dado que las endorfinas actúan como la morfina, en realidad uno se vuelve adicto a ellas.

Cuando el teléfono no suena, su cuerpo de repente deja de producir endorfinas, y usted experimenta síntomas de abstinencia. Se siente deprimido, triste e incluso enojado.

Esta es la falta de amor a un nivel puramente biofísico. Sin embargo, el amor, el odio y el rechazo son mucho más que simples fenómenos biofísicos. Son asuntos del espíritu y el corazón. Y las fuerzas conectadas con el corazón y el espíritu son las fuerzas más poderosas en el ser humano. El amor parece ser el poder más importante dentro de nosotros. Sin amor un bebé no se desarrollará, y morirá en un corto tiempo. Es peligroso vivir sin amor.

EL PELIGRO DE LA FALTA DE AMOR

La falta de amor implica un riesgo para la salud estadísticamente probado. Las personas divorciadas tienen los índices más altos de enfermedades cardiovasculares, neumonía, presión arterial alta, cáncer e incluso accidentes mortales. ¿Sabía usted que el divorcio causa más estrés que la prisión? La cantidad de parejas que se separan por diferencias irreconciliables resulta asombrosa. Esta plaga de la falta de amor está creando una sociedad de adultos y niños resentidos y deprimidos que se odian a sí mismos porque se culpan por el divorcio de los padres, o porque odian a sus padres por abandonarlos.

El poder de las emociones negativas como la depresión, la infelicidad y el odio es enorme. La historia gira en torno a la dominancia de tales emociones, especialmente el odio. El odio lleva a la guerra, la destrucción y la muerte. Solo hay otra emoción comparable, pero más poderosa que el odio: el amor.

La Biblia nos enseña a amar a nuestros enemigos. Jesucristo dijo: "Pero yo os digo: Amad a vuestros enemigos, bendecid a los que os maldicen, haced bien a los que os aborrecen, y orad por los que os ultrajan y os persiguen" (Mateo 5:44). Sin embargo, muchos de nosotros creemos que tales principios tan moralistas nunca podrían funcionar en la sociedad violenta de hoy...y yo tendría que estar de acuerdo. En nuestro propio amor humano, los ataques que experimentamos a diario hacen imposible para nosotros amar a todos como Cristo nos enseñó. La única forma en que podemos comenzar a enfocarnos en vivir nuestras vidas con corazones entregados, brindándoles amor a todos, es caminando en el poder del perdón. Como dice la popular cita de Alexander Pope: "Errar es humano, perdonar es divino". El perdón es un atributo divino que hace posible el amor.

Amor y perdón

El perdón es una elección. Esta puede ser una de las decisiones más difíciles que usted hará en todo momento, pero los beneficios valdrán la pena. Perdonar es liberarse del miedo, la angustia y la desesperación, y negarse a cultivar y cosechar esas emociones oscuras dentro de su espíritu por más tiempo. Muchas personas tienen toda una vida de ofensas no resueltas circulando a través de sus mentes y causando nuevo estrés con cada recuerdo, dice el doctor Bernie Siegel. Tratar con estas ofensas y liberarse de ellas implica enfrentar con honestidad su propio papel en el problema y perdonarse a sí mismo, así como a aquellos contra los que alberga resentimiento y aprensión. Si no perdona, se convierte en su propio enemigo.[11]

El perdón es difícil, peligroso y emocionante, según Zig Ziglar.[12] Resulta difícil porque nuestra naturaleza humana se resiste, y es peligroso porque nos obliga a asumir la responsabilidad por nuestro futuro. El perdón también es emocionante, porque nos libera a fin de convertirnos en nuestro mejor yo.[13]

Cuando usted perdona a otra persona por sus ofensas, recibe su propia vida de nuevo. Cuando abriga odio, resentimiento e ira, permanece esclavo de la persona que lo ofendió. No obstante, el perdón corta la cuerda y lo libera. Ahora la responsabilidad recae en el ofensor. Usted ha superado la prueba, y al hacerlo le ha traspasado dicha prueba a la persona que lo ofendió. Si ella supera su parte de la misma no es su problema. Ahora usted es capaz de avanzar hacia su futuro, libre de las cadenas emocionales que lo mantenían anclado al pasado.

Si alberga amargura, resentimiento o enojo hacia otra persona, tal vez no le desee deliberadamente que se enferme. No obstante, si algo malo le sucede a él o ella, no necesariamente pierde el sueño por eso tampoco.[14] Si se siente así, usted no ha perdonado. Si algo bueno le sucede a la otra persona, su resentimiento se enciende de nuevo.[15] Esto no es nada menos que una forma pasiva de obtener venganza. Hans Selye, una gran autoridad sobre el estrés, afirma que la venganza es la emoción más destructiva y la gratitud es la más saludable.[16]

Una de las claves más importantes para el perdón es corregir cualquier ofensa de inmediato. Cuando haya hecho algo mal y ofendido a alguien, puede regresar enseguida, pedir perdón y explicar la situación. En nuestra sociedad, todos ofendemos. Sin embargo, si usted vuelve de inmediato y obtiene el perdón cuando ha ofendido a alguien, será capaz de manejar sus emociones mucho mejor. Su nivel de estrés disminuirá, y su sistema inmunológico responderá de mejor manera.

Nunca es demasiado tarde para el perdón, sin importar lo que haya hecho. Siempre puede volver atrás y resolver la situación. A veces gastamos tres o cuatro veces la energía por no tragarnos nuestro orgullo y decir que lo sentimos. Muchas veces nuestro mayor problema es el hecho de que teníamos razón. Pues bien, la Biblia afirma que debemos perdonar a los que han transgredido contra nosotros. Así que, incluso cuando tenemos razón, precisamos ir y decir: "Sabes que tuve un problema contigo. Sentí esto y esto otro. Quiero que haya paz entre nosotros para que pueda sentirme en paz conmigo mismo". Nunca es demasiado tarde para el perdón.

Muchas veces permitimos que los años pasen sin reparar los puentes rotos. Mientras más esperemos antes de arreglar esos puentes, más difícil va a ser. Las manchas de la ofensa se hacen más fuertes con el tiempo, así como es más difícil quitar una mancha de una tela si espera demasiado. No obstante, si la limpia de inmediato, se elimina con mucha facilidad. Pero nunca es demasiado tarde.

Tenemos pacientes que no habían hablado con sus hijos durante quince años, pero cuando se enfrentaron con una enfermedad que amenazaba sus vidas, finalmente fueron capaces de acercarse. No esperemos hasta que los problemas lleguen a ser tan grandes. Vamos a resolver nuestras dificultades de inmediato y a convertirnos en personas mucho más felices en el proceso.

UNA PRUEBA PERSONAL SOBRE EL PERDÓN

Dedique un momento a hacer un balance de su propio corazón. ¿Alberga rencores hacia personas de su pasado? ¿Las cosas pequeñas, o las grandes, que estas personas le hicieron acuden a su mente de vez en cuando o con frecuencia? Si es así, necesita tomar la decisión de perdonar.

Si es posible, escríbales una carta a estas personas y dígales que las ha perdonado. Sin embargo, no minimice su responsabilidad tampoco. Pídales que lo perdonen por cualquier papel que haya desempeñado en la ofensa y también por guardarles rencor.

Algunas personas pueden responder muy bien y restaurar la brecha que había entre ustedes. Otras pueden actuar como si usted fuera el tipo malo y ellos no tuvieran ninguna culpa. Eso no importa. Ahora la prueba les pertenece. Usted ni siquiera tiene que estar allí para calificarla. Solo deje que tales personas permanezcan siendo dueñas de sus emociones, y también de sus propias respuestas. Ahora es libre.

ENCUENTRE LIBERTAD POR MEDIO DEL PERDÓN

Cuando el rey David pecó, elevó una oración que se registra en el Libro de los Salmos. Él le dijo a Dios: "Contra ti, contra ti solo he pecado" (Salmo 51:4). Esto puede haber sido algo exagerado, pero sirve para dejar algo en claro. Todo pecado se comete contra Dios. Sin embargo, Dios es un Padre celestial que está lleno de perdón. Antes de que pueda ser completamente libre, debe pedirle a Dios que lo perdone. Él lo hará. Cristo murió en una cruz para ofrecerle perdón al mundo entero. Usted puede recibir ese perdón orando a Él. ¿Por qué no intentarlo?

Si le ha pedido a Dios que lo perdone, ha llegado a estar verdaderamente purificado. Ninguna culpa puede condenarlo. La sangre de Cristo fue derramada como un gran precio para que usted estuviera libre de culpa.

Ahora necesita hacer una última cosa. Necesita perdonarse a

sí mismo. Si el Dios de todo el universo no le reprocha ni usa su pecado en su contra, ¿quién es usted para hacerlo? Él es mucho más grande que usted. Por lo tanto, ¿qué espera? No importa lo que haya hecho, libérese de eso. ¡Usted es verdaderamente libre!

EL PRECIO DEL AMOR

La muerte fue el precio del amor de Cristo por usted. Él lo ama tanto que murió para borrar su culpa y liberarlo. Determine seguir sus pasos maravillosos, escogiendo amar a los que lo rodean, incluso a aquellos que lo han ofendido mucho. No solo recogerá una cosecha de buena voluntad y amistad, sino que los beneficios de deshacerse de su carga emocional también podrían alargar su vida por años considerables.

LA REGLA DE ORO

El amor es tan importante y poderoso que Cristo resumió nueve mandamientos en uno: "Amarás a tu prójimo como a ti mismo". La Regla de Oro: "Traten a los demás tal y como quieren que ellos los traten a ustedes", se basa en el resumen de Cristo.

Sí, todo lo que necesitamos es amor, tal como John Lennon y otros han cantado. No obstante, ¿por qué hay tan poco amor? ¡Mi cuñado, Joel Ordaz, un ministro independiente, cree que hay problemas en el mundo precisamente porque amamos a nuestros prójimos *como* nos amamos a nosotros mismos!

Ciertamente, esta es una perspectiva contradictoria, pero examinemos cómo nos amamos a nosotros mismos. Nos encanta la comida chatarra, las bebidas alcohólicas y fumar. El amor para algunos es nunca tener que hacer ejercicio. Nuestro amor hacia las discusiones, peleas y odios está en su punto más alto. Si así es como amamos, no es de extrañar que nuestras espaldas estén lastimadas por llevar a todas partes tanta carga emocional. Nuestros prójimos en verdad no necesitan este tipo de amor.

La autoestima en cada cultura resulta vital para la preservación de la buena salud, tanto física como mental. Los narcisistas solo aman su propia apariencia, pero los individuos que se aman o valoran a sí mismos se aceptan como seres imperfectos. Una vez que usted está familiarizado con sus defectos, es más probable que sea feliz en este mundo. Los que están en paz con ellos mismos y los demás disfrutarán de una vida más larga y mejor. Este amor sano a uno mismo, o autoestima, incluye aceptar la responsabilidad por la salud de nuestro cuerpo, alma y espíritu. Este es el tipo de amor "a usted mismo" que su prójimo necesita. Incluso con su carga emocional y sus imperfecciones humanas, el amor es siempre la respuesta.

PARTE III

HAY UNA FUENTE

Capítulo 14

ENVEJECIMIENTO EXITOSO

Toda carne es como hierba, y toda la gloria del hombre como flor de la hierba. La hierba se seca, y la flor se cae.

—1 PEDRO 1:24

B AJO UNA LLUVIA intensa de cintas, serpentinas y confeti, John H. Glenn Jr., el astronauta de setenta y siete años y estadista, desfiló por las calles de la ciudad de Nueva York en la celebración del segundo vuelo espacial del héroe que hizo historia. Treinta y seis años antes, el astronauta Glenn había recibido un homenaje similar después de haber sido el primer estadounidense en orbitar la tierra.

Mientras la leyenda espacial de setenta y siete años orbitaba la tierra en el transbordador *Discovery* con otros seis miembros de la tripulación, los ojos inspirados del mundo se dirigían al cielo silencioso una vez más para observarlo. En un mundo terriblemente escaso de verdaderos héroes, todos se enorgullecían genuinamente del valor, la audacia y la dignidad de este hombre.

Y él era un verdadero héroe. Glenn recibió la *Distinguished Flying Cross* [Cruz de Vuelo Distinguido] en seis ocasiones, y la *Air Medal* [Medalla Aérea] con dieciocho condecoraciones por su servicio durante la Segunda Guerra Mundial y en Corea. Sus muchos otros galardones incluyen la *Navy Unity Commendation* [Mención de la Unidad de la Fuerza Naval] por el servicio en Corea, la *Asiatic-Pacific Campaign Medal* [Medalla de Campaña Asia-Pacífico], la *American Campaign Medal* [Medalla de Campaña Estadounidense], la *World War II Victory Medal* [Medalla de la Victoria en la

Segunda Guerra Mundial], la *China Service Medal* [Medalla de Servicio en China], la *Nacional Defense Service Medal* [Medalla de Servicio en la Defensa Nacional], la *Korean Service Medal* [Medalla del Servicio en Corea], la *United Nations Service Medal* [Medalla de Servicio a las Naciones Unidas], la *Korean Presidencial Unit Citation* [Distinción de la Unidad Presidencial Coreana], las *Navy's Astronaut Wings* [Alas del Astronauta de la Fuerza Naval], la nueva insignia del Cuerpo de Marina (que es una medalla a los astronautas) y la *NASA Distinguished Service Medal* [Medalla de Servicio Distinguido de la NASA].[1]

No obstante, las medallas de honor de Glenn no son solo muestras de un glorioso pasado. Aunque peleó en dos guerras y se enfrentó a los cielos para ganarse la entrada en el espacio, sus batallas como un luchador valiente no terminaron hasta que luchó y ganó una última victoria. Habiendo atravesado las barreras espaciales hacia nuevos horizontes para la ciencia siendo joven, como un astronauta de setenta y siete años derribó actitudes obsoletas erigidas contra los ancianos. La victoria de Glenn contra el prejuicio puede haber sido su mayor acto de heroísmo.

Así como el mundo observaba con orgullo y maravilla su primera victoria en el espacio, nuestra apreciación asombrosa y humilde de la importancia de su segundo viaje nos sobrecoge una vez más. John Glenn es una verdadera leyenda estadounidense.

Ningún libro sobre la longevidad estaría completo sin abordar los problemas del envejecimiento que todos debemos enfrentar. Me gusta el término *envejecimiento exitoso*, porque nos devuelve el poder para ganar. Incluso si disfrutamos de una longevidad significativa, todos vamos a envejecer, eso es inevitable. Sin embargo, no tenemos que tener miedo de envejecer, y no tenemos que ser definidos por los prejuicios y estereotipos que rodean al envejecimiento. Démosle un vistazo al envejecimiento exitoso.

LA TIERRA PROMETIDA

Mientras nos preparamos para entrar en cada nueva temporada de nuestra vida, nos encontramos frente a un panorama lleno de oportunidad, promoción, cambio e incertidumbre. Como en el caso de un niño que se convierte en un adolescente, o un adolescente que entra en la edad adulta, cuando comenzamos a avanzar hacia los meses de invierno de nuestra vida, nos adentramos en una nueva tierra entendiendo poco acerca de sus posibilidades y promesas. Llegar a su frontera no significa que hemos entrado. Y entrar en ella no significa que hemos conquistado sus obstáculos y dominado sus posibilidades. Nuestra vida nos conducirá a esta temporada, es inevitable. Sin embargo, somos nosotros los que debemos entrar, conquistar y dominar el nuevo territorio al que nos ha llevado el tiempo.

CONQUISTE GIGANTES

Los antiguos hebreos descubrieron que en la frontera de su Tierra Prometida había gigantes que necesitaban ser conquistados. Si usted está entrando en la temporada de invierno de su vida, si está envejeciendo con éxito, descubrirá cómo se sintieron esos antiguos hebreos. Usted se enfrentará a su propio grupo de gigantes.

El primer gigante que debe enfrentar son los prejuicios. Los prejuicios con respecto al envejecimiento deben ser conquistados. La sociedad está llena de estereotipos sobre los años de invierno de su vida. No obstante, el primer campo de batalla donde este gigante debe ser localizado, capturado y conquistado no es la sociedad en general. ¡Este gigante debe primero ser derrotado en usted mismo!

Algunos consideran que la vejez es una enfermedad biológica y letal. Arlie Hochschild, en *The Unexpected Community* [La comunidad inesperada], se refiere a los ancianos como "leprosos moribundos" de la sociedad, porque ellos, por primera vez en la historia, son los más propensos a morir.[2]

Sin embargo, envejecer es un poco más que la experiencia del tiempo, y el tiempo, la experiencia del cambio. Cada nueva temporada del desarrollo se introduce y mantiene a través de un código biológico cifrado en nuestros genes. Estas órdenes indican que el torso del bebé crezca más y que su mente forme palabras. En nuestra temporada de invierno, este código le ordena a nuestro cabello castaño que se torne gris, a nuestra piel tersa que se arrugue, y a nuestros ojos agudos que se vuelvan borrosos. No obstante, es posible que nuestros relojes internos envíen el mensaje equivocado. Una víctima de progeria[3] de once años de edad muere de vejez. Algunas personas llegan a ser psicológicamente viejas a los treinta años después de un trauma importante, y otros individuos permanecen psicológicamente jóvenes a la edad de setenta años.[4]

Cómo usted piensa acerca de su propia experiencia de envejecimiento puede ser resultado de la influencia de otros, o puede ser una idea concebida por usted mismo a través de una consideración cuidadosa y deliberada.

ENTONCES, ¿QUIÉN ES VIEJO?

En general, nuestra propia edad determina a quién consideramos una persona vieja. Cuando somos adolescentes, cualquier persona mayor de veintiuno parece vieja. Cuando tenemos treinta, los de cuarenta nos parecen viejos, y a la edad de sesenta sentimos compasión por los ancianos que tienen ochenta años. Muchos individuos que se sienten jóvenes reciben una invitación a hacerse miembros de la AARP a los cincuenta años de edad, lo cual puede sentirse como una llamada de atención o una invitación personal a una crisis de la mediana edad.

Mucho de lo que consideramos viejo no lo es en realidad, se trata simplemente de un pensamiento viejo. Como se mencionó antes, vivimos según el poder de nuestras expectativas. Como Job dijo: "Lo que más temía, me sobrevino" (Job 3:25, NVI). Si esperamos que nuestros huesos crujan, tal vez lo harán. Sin embargo, no necesariamente tienen que hacerlo.

La definición legal de la ancianidad probablemente podría ser sesenta y cinco años de edad o más, que es cuando los estadounidenses pueden comenzar a recibir beneficios completos del Seguro Social.

¿Cuándo somos viejos?

En una encuesta en la que se les preguntó a los estadounidenses cuál consideraban que era la edad de jubilación óptima, la respuesta promedio fue cincuenta años. No obstante, cuando se le preguntó a la misma gente a qué edad consideraban que una persona era vieja, la respuesta promedio fue setenta y tres años de edad.

Entonces, ¿qué sucede durante los veinte años aproximadamente que hay entre la jubilación y la vejez? Muchos de nosotros cambiamos de trabajar a tiempo completo a tener un empleo de tiempo parcial. Algunos trabajamos como voluntarios. En una época las personas continuaban trabajando hasta que morían. Ahora nos retiramos y vivimos tantos años sin trabajar como aquellos en los que estuvimos empleados.[5]

"Entonces, ¿cuándo somos viejos?", preguntó Jimmy Carter en su libro *The Virtues os Aging* [Las virtudes del envejecimiento]. "La respuesta correcta es que cada uno de nosotros es viejo cuando pensamos que lo somos; cuando aceptamos una actitud de inactividad, una dependencia de otros, una limitación sustancial en nuestra actividad física y mental, y restricciones en el número de las otras personas con las que interactuamos. Como sé por experiencia, esto no está estrechamente ligado a cuántos años hemos vivido".[6]

Desmienta los mitos

Lo más probable es que usted pueda pensar en los miembros más ancianos de nuestra población como si estuvieran todos jugando ya sea dómino o mah-jongg en Palm Springs mientras alardean con respecto a sus hijos, o como si permanecieran sentados en una casa de campo ruinosa estremeciéndose bajo una manta raída, rodeados de nieve y cenando comida precocinada. ¿O viene a su mente la imagen de una habitación llena de ancianos de pelo gris, babeantes, drogados y en sillas de ruedas, dando cabezazos frente a un televisor mientras miran de forma inexpresiva las telenovelas diurnas en un asilo de ancianos?

Contrariamente a la opinión popular, los ancianos no fuman en las mesas de mah-jongg en Palm Springs, ni permanecen con la mirada vacía en las salas de los asilos de ancianos. La mayoría de nuestros estereotipos sobre los ancianos no son muy precisos. Démosles un vistazo a las estadísticas y obtengamos una imagen más clara de los ancianos entre nosotros.

La mayoría de los ancianos no son ni muy ricos ni muy pobres. Los hogares con familias dirigidas por personas de sesenta y cinco años o mayores reportaron en 2013 un ingreso promedio de $51,486. El ingreso promedio de las personas mayores en 2013 fue de $29,327 para los hombres y $16,301 para las mujeres. Alrededor del 6% de los hogares con un cabeza de familia anciano tenía ingresos de menos de $15,000 y el 70% tenía $35,000 o más.[7] ¿Cómo se compara esto con el promedio nacional? Para el año 2013 el nivel de ingreso promedio para los hogares de la nación era $51,939.[8] Así que usted puede ver que las cifras de ingresos de los ancianos son casi paralelas a las de la población entera.

El valor promedio de los hogares que son propiedad de ancianos durante este mismo período fue de $150,000, en comparación con el valor promedio de $160,000 de una casa para todos los propietarios. Las viviendas de alrededor del 65% de estos mismos propietarios estaban libres de gravámenes.[9]

En 2013 había 26,8 millones de hogares encabezados por personas mayores, de ellos 81% eran propietarios y 19% inquilinos. El ingreso medio de la familia de los propietarios ancianos era $34,500. El ingreso medio de la familia de los inquilinos ancianos era de $17,300.[10]

Las personas de sesenta y cinco o más años de edad sumaban 44,7 millones en 2013. Ellas representaban el 14,1% de la población de los Estados Unidos, lo cual equivale aproximadamente a uno de cada siete estadounidenses. La población anciana está creciendo, y se espera que esta tendencia continúe en las próximas décadas. El número de estadounidenses mayores aumentó en 8,8 millones (24,7%) desde 1990, en comparación con un 6,8% de incremento en la población menor de sesenta y cinco años.[11]

Había 25,1 millones de mujeres ancianas y 19,6 millones de hombres ancianos en el año 2013. Esta es una proporción en cuanto al sexo de 128 mujeres por cada 100 hombres. La proporción de los sexos aumentó con la edad llegando a 195,9 mujeres por cada 100 hombres para aquellos de ochenta y cinco años de edad y mayores.[12]

Se espera que el número de estadounidenses de edad avanzada se incremente de manera extraordinaria en los próximos años. Ya está creciendo significativamente a medida que aquellas personas que nacieron durante la explosión de la natalidad (*baby boomers*) alcanzan los sesenta y cinco años de edad. Se estima que para el 2040 habrá 82 millones de personas mayores, lo que es más del doble de la cifra que se reportó en el 2000. Alrededor del 14% de la población tenía sesenta y cinco años o más en 2013, pero ese número se espera que aumente a 21,7% en el año 2040.[13]

El mito del hogar de ancianos

La mayoría de las personas mayores no está vegetando en hogares de ancianos. Solo 1,5 millones de personas de la tercera edad, o el 3,4% de las personas mayores, viven en hogares de ancianos u otros entornos institucionales. Estas cifras se incrementan a medida que avanzan en años; 10% de los que tienen ochenta y cinco años o más vive en asilos.[14] La mayoría de las personas mayores nunca vive en hogares de ancianos.

Según las cifras del censo del año 2013, la mayor parte de las personas mayores vivía con su cónyuge. Un 57% de aquellos que no se encontraban en hogares de ancianos vivía con su cónyuge. También vivía con su cónyuge el 72% de los hombres mayores y 46% de las mujeres mayores. Estos números disminuyen con la edad; 32% de las mujeres de más de setenta y cinco años vive con su cónyuge.[15]

Alrededor de 28% de las personas mayores vivían solas. Estos individuos representan 35% de las mujeres ancianas y 19% de los hombres ancianos. Tales cifras aumentan con el paso del tiempo, como se podrá imaginar. Entre las mujeres de setenta y cinco años de edad y mayores, 46% viven solas.[16]

¿Estados para la jubilación?

La mayoría de las personas mayores trabajan duro toda su vida, viven escasamente, y se retiran en Florida, donde el 90% de la población del estado consiste en conductores canosos que se atascan en las carreteras...a menos que, por supuesto, encuentren su camino a Arizona a cambio. ¿Cierto?

Esa noción es un poco exagerada, excepto quizá el punto acerca de los conductores, lo que podría ser discutido por algunos. Más de la mitad de la población de los que tenían sesenta y cinco años o más vivió en trece estados en el año 2013: California, Florida, Texas, Nueva York, Pensilvania, Ohio, Illinois, Michigan, Carolina del Norte, Nueva Jersey, Georgia, Virginia y Arizona. California está en la parte superior de la lista con 4,8 millones de personas mayores de sesenta y cinco años de edad. Florida y Texas son los siguientes, con aproximadamente tres millones cada uno.[17]

Florida tuvo el mayor porcentaje de personas de la tercera edad, con los ancianos constituyendo un poco más de 18% de la población del estado. Los siguientes estados más altos fueron Maine y Virginia Occidental, cada uno con aproximadamente 17%.[18]

EL ENVEJECIMIENTO DE LA GENERACIÓN NACIDA DURANTE LA EXPLOSIÓN DEMOGRÁFICA (1946–1965)

La generación de las personas nacidas durante la explosión de la natalidad (*baby boomer*), que alcanza los 78 millones de personas en los Estados Unidos, está envejeciendo rápidamente. La generación *hippie* tiene ahora entre cincuenta y dos y setenta años. ¿Qué pueden ellos esperar, y qué puede esperar el país como un todo mientras este enorme exceso de población nacida con posterioridad a la Segunda Guerra Mundial, los bebés de Benjamin Spock, entran en su otoño y los años de invierno?

Financieramente los *baby boomers* lo han hecho muy bien. Siendo conocidos por tener un "excepcionalismo financiero", los *baby boomers* cuadruplicaron su patrimonio neto desde finales de la década de 1980 al beneficiarse del desarrollo económico y la estabilidad durante sus primeros años de ingresos.[19]

Muchos *baby boomers* están en medio de una experiencia de la cual las generaciones anteriores a ellos son dolorosamente conscientes. En el momento en que los adultos alcanzan la mitad de sus cuarenta, la enfermedad cardíaca, el asesino número uno de la nación, comienza a dejar su huella.

Sin embargo, los *baby boomers* siempre serán algo diferentes al resto de los estadounidenses. Esta generación será siempre más individualista. Habiendo crecido durante el tumulto político y la prosperidad financiera, los *baby boomers* probablemente siempre se sentirán algo desconfiados con respecto a la autoridad y económicamente optimistas. La generación más joven, conocida como Generación X, no tiende a compartir el optimismo. Ellos dicen sentir que no pueden en absoluto arreglárselas con lo que ganan.[20]

Aunque los *baby boomers* ahora dirigen a Estados Unidos, continúan estando menos contentos con el *statu quo*, tal como cuando eran adolescentes y adultos jóvenes. Los *baby boomers* también son pesimistas en cuanto a los asuntos exteriores.

Desde el punto de vista financiero, los *baby boomers* son grandes usuarios de las tarjetas de crédito y los préstamos. La educación continúa siendo un asunto principal para ellos. Es más probable que posean computadoras, hagan llamadas telefónicas de larga distancia, disciplinen a un niño y se levanten antes de las seis de la mañana.[21]

Los *baby boomers* probablemente disfrutarán siempre del sentido de seguridad financiera con el que han crecido. Debido a que una gran parte de las mujeres de esta generación han pasado sus vidas trabajando, muchos hogares de doble ingreso también se convertirán en hogares con dos pensiones. Las mujeres mayores gozarán por su propia cuenta de una mayor seguridad que la que sus madres tenían.[22]

Los *baby boomers* entrarán en sus años de crepúsculo gustándoles aún la granola, disfrutando de caminar, sintiéndose egoístas con respecto a su tiempo libre, y gastando el dinero de una manera descuidada. No busque a este grupo de personas mayores para salir y comprar mecedoras. El único balanceo en el que estos individuos de la tercera edad estarán involucrados será sin duda el del baile del rocanrol.

EL ENCANECIMIENTO DE UNA NACIÓN

La atención que los *baby boomers* han experimentado como consumidores toda su vida continuará persiguiéndolos. Los estadounidenses de más de sesenta y cinco años ya superan a los adolescentes.

Y esos sesenta y cinco años de edad en la actualidad no los han envejecido tan rápidamente como a las generaciones antes de ellos. La mayoría está bien y tiene vidas plenas y vigorosas. Así que usted puede esperar que las actitudes acerca de las personas mayores cambien en un futuro cercano. La generación de *baby boomers* que encabezó el cambio social en las décadas de 1960 y 1970 seguirá siendo fiel a su costumbre. Estados Unidos cambiará en virtud del gran número de personas mayores. No hay duda de ello. Este gran grupo pensará por sí mismo, tendrá mayores recursos financieros e influencia, y seguirá manteniendo sus propias opiniones fuertes. Mientras que Estados Unidos parecía preocupado con la juventud cuando los *baby boomers* eran jóvenes, su preocupación se volverá de plata junto con ellos.

LOS CENTENARIOS VENIDEROS

Como vimos anteriormente, uno de los mayores cambios que Estados Unidos puede esperar en su futuro es el nacimiento de un nuevo estrato de la sociedad: los centenarios. Muchos de los ancianos robustos de hoy, que una vez podrían haber esperado vivir no más allá de sus ochenta o noventa, ahora pueden esperar vivir bien en sus años centenarios.

Recientemente, el número de personas mayores de ochenta y cinco creció más rápidamente que la población total. Sin embargo, el grupo con el crecimiento más rápido de todos resultó ser el de los de más de cien años. En 1956 había 2500 centenarios. ¡En el año 2000 se reportó el increíble número de 268 000![23]

Las probabilidades son tan buenas que si usted está observando el camino hacia el crepúsculo de su vida, tal vez algún día se encuentre entre este floreciente grupo de los de cien años de edad.

¿Está agotando su fortaleza como un velocista, o ha comenzado a considerar su propia línea de llegada con la mentalidad de un corredor de larga distancia?

LOS TIEMPOS ESTÁN CAMBIANDO

La nación está cambiando, la demografía está cambiando, nuestra esperanza de vida está cambiando, y para muchos de nosotros que estamos comenzando a envejecer, nuestro cuerpo está cambiando también. En los próximos años la nación ciertamente se verá muy diferente. Además, el estadounidense promedio hoy tiene menos hijos que los que tuvieron sus padres.[24] ¿Cómo se reflejarán todos estos cambios en el futuro? ¿Qué sugieren todos estos cambios para nosotros como individuos? ¿Qué podemos esperar? ¿Cómo debemos responder?

Tanto si lo sabemos como si no, estos cambios en la longevidad y los hábitos de jubilación nos imponen nuevas responsabilidades como personas. Los agricultores del norte saben bien qué significa el final del verano. No significa nadar, ir vacaciones, salir a comprar la ropa de la escuela, o tomar decisiones de última hora sobre la mudanza y el empleo. Para los agricultores de climas más fríos, el final del verano hasta principios del otoño es un momento en que la productividad y la fecundidad están en su apogeo. Este es el momento en que los agricultores comienzan a prepararse para el invierno.

Lo más probable es que, si usted es un *baby boomer*, su fecundidad esté también en su punto más alto en cuanto a salud e ingresos. Una cosa que debemos hacer hoy en día es prepararnos para enfermedades largas cerca del final de la vida. En el pasado, la atención médica estaba diseñada para curar enfermedades graves, pero con la extensión de la duración de la vida vienen achaques y enfermedades crónicas como la arteriosclerosis, la osteoporosis y la enfermedad de Alzheimer. Las enfermedades que una vez fueran fatales, como las enfermedades del corazón y los riñones, ahora son tratadas con éxito, a veces durante años, con marcapasos, baipases, máquinas de diálisis e incluso trasplantes.

Estos procedimientos médicos pueden ayudarnos a vivir vidas normales e incluso a soportar las tormentas de lo que una vez fueran enfermedades mortales o debilitantes.[25]

Entonces, ¿cómo nos preparamos para nuestro invierno más largo?

PREPARACIÓN PARA EL INVIERNO

Los antiguos agricultores del norte empleaban una especie de sabiduría que les ayudó a tener éxito y edificar a Estados Unidos hasta convertirlo en el país próspero que ha llegado a ser. Estos granjeros compraron un pequeño almanaque que les ayudó a predecir qué tipo de invierno podían esperar de modo que pudieran prepararse.

Curiosamente, Jesucristo aludió a este tipo de sabiduría agrícola al instruir a los líderes de sus días. Él dijo: "Cuando ustedes ven que se levanta una nube en el occidente, en seguida dicen: 'Va a llover', y así sucede. Y, cuando sopla el viento del sur, dicen: 'Va a hacer calor', y así sucede" (Lucas 12:54–55, nvi).

¿Se acerca la temporada de invierno de su vida? ¿Será un invierno largo y duro o uno largo y suave? ¿Qué tan lejos en el futuro está? ¿Cuánto durará? ¿Espera vivir hasta sus setenta, sus ochenta? ¿Ha considerado cómo su futuro será si se convierte en un miembro del número increíblemente creciente de centenarios?

En este momento puede sentirse demasiado joven a fin de comenzar a prepararse para su temporada de invierno. Sin embargo, nunca es demasiado pronto para comenzar a prepararse desde el punto de vista físico, mental, emocional y financiero.

Prepárese para una buena salud en el futuro

Usted puede preparar su cuerpo físicamente mediante el desarrollo de hábitos de vida buenos y saludables que pavimentarán un camino hacia una buena salud en el futuro, sin importar cuál sea su edad. El cimiento para la salud que establece en su cuerpo realmente comienza en la infancia. No obstante, nunca es demasiado tarde para empezar. Lo que come hoy será determinante para su salud mañana. Cuánto ejercicio hace también importa. Una buena atención médica y un estilo de vida con hábitos saludables, como no fumar o beber, causarán un gran impacto en cómo se sentirá y verá mañana.

Somos una generación de comida rápida que vive para el momento. Debido a que no experimentamos los resultados al instante, realmente creemos que hemos escapado a las consecuencias de ingerir una dieta cargada de grasas y carbohidratos pesados, o de vivir una vida sedentaria. No obstante, la forma en que nos burlamos de nuestros cuerpos en la juventud recibirá su paga en la vejez por medio de problemas de salud, enfermedades o la muerte temprana. La juventud es la línea de crédito de la salud que debe ser pagada en la vejez. Así que, ¿en cuánto está sobregirado? Si le hace una auditoría al libro de contabilidad de su propia salud hoy, no recibirá un aviso de sobregiro mañana.

Mantenga su agudeza mental

También lo animo a formular un plan para mantener su juventud mental. En un estudio bien conocido los investigadores descubrieron que las monjas mayores que llevaban a cabo juegos que estimulaban la mente, trabajaban en rompecabezas que desarrollaban el intelecto y otros desafíos, y encontraban otras maneras de seguir aprendiendo y creciendo mentalmente, mostraban menos síntomas de senilidad que los individuos que dejaban de desafiar sus mentes.

¿Qué cursos piensa hacer cuando se jubile? ¿Qué títulos académicos piensa obtener? ¿De qué manera sigue estimulando su cerebro hoy? ¿Completa el crucigrama del periódico los domingos? ¿Continúa desarrollando su mente, o ha dejado de crecer intelectualmente?

Aunque la pérdida de memoria se asocia con la vejez, eso no tiene que sucederle a usted. Un estudio a largo plazo en la Escuela de Medicina de la Universidad Washington en St. Louis sugiere que la senilidad no es una parte inevitable del envejecimiento. "Nuestros hallazgos apoyan la idea de que usted puede envejecer exitosamente sin los cambios neuropatológicos asociados a la demencia", dijo el médico John C. Morris, profesor asociado de neurología.[26]

Hallazgos recientes en la Universidad de Kentucky sugieren una relación entre la senilidad y las apoplejías ligeras. Estas apoplejías en realidad podrían ser tan leves que pasen desapercibidas. El estudio se basó en las autopsias de 102 monjas, de las cuales la mitad tenía lesiones cerebrales características del Alzheimer. De aquellas que también habían sufrido apoplejías, 93% mostraba síntomas de Alzheimer: pérdida de la memoria y demencia. Sin embargo, 53% de las monjas que tenían lesiones cerebrales y no sufrieron una apoplejía no había mostrado ninguna de las debilidades indicadoras.

Si las apoplejías desencadenan el Alzheimer, entonces controlar la enfermedad podría ser tan simple como disminuir la presión arterial, hacer ejercicio y dejar de fumar, todos comportamientos relativamente fáciles de cambiar que mejoran la salud cardiovascular.[27]

Prepárese para su futuro emocional

¿Qué puede hacer a fin de preparar su mente ahora para sus años de jubilación? ¿Qué planes tiene para su futuro mental? Muchos de nosotros consideramos nuestro futuro financiero, lo cual es extremadamente importante. Sin embargo, como médico y científico lo animo a considerar también su futuro emocional y psicológico.

Jimmy Carter, en su libro *The Virtues of Aging* [Las virtudes del envejecimiento], sugiere:

"Debemos considerar la vida como expandiéndose, no contrayéndose".[28] Carter, que en la actualidad tiene noventa y dos años de edad, también dijo cuando tenía setenta años:

Una persona de mi edad ahora posee el potencial restante que solo una persona mucho más joven tenía justo unas pocas décadas atrás. No solo tenemos más tiempo para vivir, sino que de cierta forma un año ahora equivale a varios años en los tiempos antiguos. Estamos expuestos a quince veces más conocimientos que Aristóteles; muchos de nosotros viajamos tanto en un año como Marco Polo lo hiciera durante toda su vida. En efecto, en lo que se refiere al conocimiento y las observaciones, nuestras experiencias de vida abarcan el equivalente a mil años de las generaciones más viejas. Nuestro número de años se ha incrementado en 50%, pero nuestros años funcionales han aumentado 1.000%.[29]

Cualquiera que visite un hogar de ancianos puede ver rápidamente que la persona mayor promedio ahora ve la televisión por cerca de cuarenta y tres horas a la semana. Con las perspectivas de las oportunidades disponibles para nosotros y la promesa de la longevidad a fin de concedernos sueños futuros también viene la responsabilidad de guiar, ayudar y amar. Debemos guiar a aquellos que son más jóvenes y ayudar al mundo con nuestro conocimiento, perspicacia y sabiduría, y debemos amar, porque este es el mayor mandamiento.

Podemos ser como la mujer que personifica la sabiduría en el libro de Proverbios. Ella estaba preparada para la temporada de invierno de su vida, y por lo tanto, le dio la bienvenida sin temor. "Cuando llega el invierno, no teme por su familia, porque todos tienen ropas abrigadas" (Proverbios 31:21, ntv). Si nos preparamos para el invierno de nuestra vida, entonces nuestros años de invierno tienen la promesa esperanzadora de convertirse en el mejor tiempo de todos.

Capítulo 15

MIENTRAS CRUZAMOS EL PUENTE

La vida es un puente. Cruce sobre este,
pero no construya ninguna casa sobre él.

—**PROVERBIO INDIO**

L A CÁLIDA BRISA hacía ondear con suavidad las velas parcialmente levantadas mientras los marineros y la tripulación abordaban un antiguo barco. Protegiendo sus ojos de un sol de invierno inusualmente brillante, el capitán anunció que los vientos que soplaban de manera apacible desde el sur ofrecían seguridad para el largo viaje mediterráneo de Jerusalén a la Roma antigua. Navegar en el primer siglo podría fácilmente ser una tarea difícil, en especial durante los meses de invierno.

En la última etapa de su peregrinaje estos antiguos viajeros optaron por navegar tan cerca de las costas de la isla de Creta como fuera posible. Sin embargo, no había transcurrido mucho de su viaje cuando el cielo se puso negro mientras una poderosa tormenta barría el mar abierto. Los marineros de la antigüedad, junto con los peregrinos, luchaban para mantener el control de la nave a medida que las olas gigantes lanzaban al barco de madera en todas direcciones, estrellándolo contra grandes paredes de agua. Luchando contra las ráfagas de lluvia y agua, los marineros tiraron al mar todo el cargamento y los suministros.

La tormenta era demasiado grande y feroz como para oponérsele. Pronto la tripulación aterrorizada se dio cuenta de que mantener el control era imposible, por lo que lanzaron por la borda los aparejos del barco y entregaron la nave al poder del vendaval enfurecido.

Ahora el poder oscuro del fuerte viento controlaba su destino, dirigiendo el barco a lugares desconocidos.

En medio del terror de los días en el tormentoso mar uno de los peregrinos aseguró que había tenido una visión. Vivirían, pero el barco se perdería. En poco tiempo la embarcación empezó a romperse, pero misericordiosamente la tierra fue divisada también. A medida que la tormenta furiosa comenzaba a disminuir, aquellos que se hallaban a bordo y podían nadar se lanzaron al agua y se adelantaron a los demás. El resto los siguió flotando sobre pedazos de madera. Haciéndose realidad la visión profética, el barco fue destruido, pero los cansados peregrinos se vieron arrastrados a la orilla de una isla extraña, aunque hermosa.[1]

USTED ES UN PEREGRINO

Narro esta historia como una parábola. Ya sea que nos demos cuenta o no, cada uno de nosotros está llevando a cabo un peregrinaje. Y un día cada uno de nosotros se verá destinado a enfrentar una tormenta cuyo poder es mucho mayor que el nuestro. Esta tormenta se extenderá sobre mi vida, y arrasará la suya también. Tan fuerte será la fuerza de su viento que en un inicio deberemos deshacernos de todo el bagaje de nuestra vida que habíamos acumulado previamente. Si los vientos arrecian, bajo su poder podemos incluso comenzar a desechar las cosas que nos han permitido traer nuestros barcos a la seguridad.

Un día, aunque podamos pasarnos nuestras vidas tratando de evitarlo, luchando contra esto, defendiéndonos y venciendo, una nube oscura nos cubrirá y el poder de su viento dirigirá nuestros destinos. Cuando tal cosa ocurra, no tendremos la habilidad para escapar. Seremos llevados de lo que nos es familiar a otro lugar que nunca hemos conocido. Quiénes somos y en qué nos hemos convertido en nuestros viajes serán arrastrados hasta la orilla de otro lugar. Sin embargo, el barco que nos llevó durante muchos años fieles no llegará allí. Será destruido en esta travesía final.

Con la misma seguridad que nuestro peregrinaje en la vida

comenzó al nacer, nuestra vida terminará bajo las oscuras nubes de la muerte. Entonces, ¿por qué vivimos buscando una fuente mítica de la juventud? Muchos de nosotros deseamos escapar del poder del envejecimiento, pero la mayoría también añora escapar de una fuerza mucho más temible: el poder de la muerte. Como he mencionado en los capítulos iniciales de este libro, anhelamos vivir por siempre jóvenes. Por lo tanto, quisiera terminar esta discusión de nuestra búsqueda de la fuente de la juventud con una audaz proclamación: ¡Hay una fuente! Permítame contarle sobre eso.

LA ETERNIDAD QUE LLEVAMOS DENTRO

Antes de empezar, déjeme conducirlo a través de un pequeño ejercicio para ayudarlo a verse a sí mismo en una dimensión diferente. El mismo está diseñado para ayudarlo a que entienda mejor lo que usted es y lo que no es.

En su mente, imagine a un caballo. La imagen de cualquier caballo puede servir, como Black Beauty o incluso Sr. Ed. Dedique un momento a reflexionar en esta imagen. Mire el caballo. Huélalo. Escúchelo correr si puede. Ahora responda a esta pregunta: ¿Quién está mirando la imagen mental del caballo? Obviamente, sus ojos físicos no están viendo al caballo. Su nariz no lo huele ni sus oídos lo escuchan. Entonces, ¿quién está viendo y oliendo al caballo? ¿Quién lo está escuchando galopar?

¡Usted!

En realidad, usted es la persona, el individuo, el ser que crea y observa las imágenes mentales. A partir de toda una vida de experiencias, sabe que tiene una mente llena de imágenes mentales. Sin embargo, usted no es su mente o las imágenes mentales. Es un ser que tiene la capacidad de crear y luego percibir las imágenes que ha creado.

Ahora reflexione en la imagen del caballo otra vez. ¿Desde qué ubicación está viendo esta imagen mental? ¿En su cabeza? ¿En una pequeña pantalla de cine en su cerebro? Si piensa en el lugar donde se encuentra el usted real, se dará cuenta de que no tiene una ubicación física en el reino natural. Usted existe y está separado del universo material o físico.

Su vida es fundamentalmente una cualidad no material de la existencia, mientras que el mundo físico es una cantidad material de la existencia. Usted tiene una mente, y tiene un cuerpo. No obstante, es un ser. Genera ideas con la mente, y estas emplean al cerebro para hacer mover su cuerpo. Sin embargo, es una persona, un individuo, un ser.[2]

Usted es un ser espiritual con un alma que vive en un cuerpo. Cuando Dios creó a Adán, sopló su aliento en él y Adán se convirtió en un ser vivo. Génesis 2:7 afirma: "Entonces Jehová Dios formó al hombre del polvo de la tierra, y sopló en su nariz aliento de vida, y fue el hombre un ser viviente". Ese aliento era la propia vida de Dios. Dios creó el cuerpo de Adán a partir del mundo material, pero el ser de Adán vino de Dios mismo.

La Biblia también nos explica que fuimos creados a la imagen de Dios. "Entonces dijo Dios: Hagamos al hombre a nuestra imagen, conforme a nuestra semejanza; y señoree en los peces del mar, en las aves de los cielos, en las bestias, en toda la tierra, y en todo animal que se arrastra sobre la tierra" (Génesis 1:26). Una imagen es un patrón o modelo. Ya que Dios es un ser espiritual, nosotros también somos seres espirituales.

La persona que ve cuando se mira en el espejo cada mañana no es realmente usted. Lo que ve es su cuerpo, que alberga su verdadero ser. La persona espíritu/alma que está adentro es quien usted es en realidad. Así como el aliento de Dios trasciende los materiales de la tierra y el reino físico, también el espíritu del hombre trasciende su ser físico. Su espíritu vivirá en su cuerpo por un número fijo de años. Sin embargo, al igual que los peregrinos cuyas vidas llegaron más allá de la vida de su barco, usted real vivirá más allá de la vida de su cuerpo.

LA ETERNIDAD MÁS ALLÁ

Cuando Grama Alicia tenía noventa y cuatro años, sufrió una apoplejía leve que paralizó parcialmente el lado derecho de su cuerpo. Aunque su mente estaba intacta y tan aguzada como siempre, y su capacidad para comunicarse prácticamente no se había afectado, ella se sintió intimidada por el hecho de que por primera vez en ocho décadas era tan dependiente de otros como cuando era una niña.

Siempre que los miembros de la familia hablaban con ella, se mostraba tan alegre como siempre. No obstante, cuando le preguntábamos cómo estaba todo, respondía con su distintivo "Bueno, bueno", y luego agregaba: "Estoy esperando y esperando, pero parece que Dios se ha olvidado de mí". Grama se sentía feliz con su vida y vivía llena de expectación por su muerte. Ella estaba llena de paz, lista para cruzar el puente de esta vida a la siguiente. Esperó tres años para hacer ese último viaje. Al final, había permanecido confinada a su cama, pero ningún espacio podría limitar el amor y la sabiduría que nos brindó a todos nosotros, seguramente un reflejo de un amor mayor, que viene solo de arriba.

Entonces, ¿qué hay más allá de nosotros? ¿A dónde va nuestro espíritu? ¿Deja nuestro cuerpo? ¿Qué sucede cuando morimos?

El velo que nos separa de la eternidad es oscuro, pero no completamente desconocido. Según una encuesta de Gallup, ocho millones de personas en los Estados Unidos han tenido experiencias cercanas a la muerte, las cuales les han permitido vislumbrar lo que hay más allá.[3] Este número se aproxima al tamaño de la población de la ciudad de Nueva York. Sin embargo, la frase de una experiencia "cercana a la muerte" puede resultar un poco engañosa. Estas experiencias ocurren en realidad momentos después de que una persona ha expirado y antes de que haya sido revivida.

A medida que la medicina se hace cada vez más sofisticada, traer de vuelta a la gente que realmente ha cruzado el puente a través de la muerte resulta cada vez más común. Muchos de aquellos que han atravesado el velo y regresado traen informes tan similares que es imposible ignorarlos.

La muerte es un puente que todos debemos cruzar. Como los miles de millones que han pasado por este camino a través de la vida, nos uniremos a sus filas a una tasa de aproximadamente 130 000 al día. Y en ese mismo día, alrededor de 400 000 nuevas vidas nacerán.[4]

Es imposible considerar la vida más allá de la nuestra sin pensar en Dios. La Biblia dice: "Dios, nuestro Dios ha de salvarnos, y de Jehová el Señor es el librar de la muerte" (Salmo 68:20). Aquellos de nosotros que cruzan el puente a la vida eterna encontrarán a Dios.

En la experiencia cercana a la muerte, el espíritu/alma abandona el cuerpo físico, generalmente después de un trauma importante tal como un accidente, una enfermedad, problemas en una cirugía, paro cardíaco, *shock* anafiláctico, coma, fiebre o suicidio. Hay muchos informes de personas que han tenido experiencias cercanas a la muerte.

Los historiadores siempre han confiado en los relatos de los testigos oculares para crear registros exactos de los sucesos históricos. Muchos de estos testimonios relacionados con experiencias cercanas a la muerte—que abarcan todo el espectro desde las buenas hasta las malas—provienen de individuos cuyas vidas cambiaron dramáticamente cuando visitaron la eternidad y regresaron. E independientemente de si creemos o no tales historias, el mundo espiritual, aunque no nos resulta familiar, por supuesto que es muy real.

La vida en la tierra es un puente que cruzamos para llegar a la eternidad con Dios. Debemos disfrutar tremendamente nuestro paseo por este puente, pero también es una preparación para algo mucho mejor que está por venir.

La eternidad con Dios

Sorprendentemente, los testimonios de tales experiencias cercanas a la muerte, aunque a menudo se expresan en un lenguaje no religioso, con frecuencia reflejan lo que la Biblia dice acerca de la eternidad. Démosle un breve vistazo a esto.

Muchas personas que tienen experiencias cercanas a la muerte hablan de encontrar una luz cuando se acercan a la presencia de Dios. La Biblia está de acuerdo con eso. La misma declara: "Él es el único y bienaventurado Soberano, Rey de reyes y Señor de señores. Es el único inmortal, que vive en una luz a la que nadie puede acercarse" (1 Timoteo 6:15–16, DHH). Muchas personas testifican que se han encontrado con Jesucristo como el Ser supremo durante las experiencias cercanas a la muerte, incluso aquellos que antes eran ateos. Los individuos judíos han dicho que encontraron a un Ser supremo que llamaron el Mesías. La Biblia dice que Jesucristo es el Hijo de Dios, el resplandor de la gloria de Dios, la misma imagen de su persona, aquel a quien los ángeles adoran en el cielo.

> En estos postreros días nos ha hablado por el Hijo, a quien constituyó heredero de todo, y por quien asimismo hizo el universo; el cual, siendo el resplandor de su gloria, y la imagen misma de su sustancia, y quien sustenta todas las cosas con la palabra de su poder, habiendo efectuado la purificación de nuestros pecados por medio de sí mismo, se sentó a la diestra de la Majestad en las alturas, hecho tanto superior a los ángeles, cuanto heredó más excelente nombre que ellos [...] Mas del Hijo dice: Tu trono, oh Dios, por el siglo del siglo.
>
> —HEBREOS 1:2–4, 8

Como dice el escritor de Hebreos en el pasaje anterior, Cristo es más que un profeta o un antiguo maestro. Cristo existe como Dios entronizado por encima de los ángeles.

¿QUÉ HAY CON RESPECTO A LOS ÁNGELES?

Aquellos que han tenido experiencias cercanas a la muerte a menudo hablan sobre haberse encontrado con ángeles. La Biblia se refiere a ellos también. Hebreos 1:13–14 dice acerca de Cristo y los ángeles: "Pues, ¿a cuál de los ángeles dijo Dios jamás: Siéntate a mi diestra, hasta que ponga a tus enemigos por estrado de tus pies? ¿No son todos espíritus ministradores, enviados para servicio a favor de los que serán herederos de la salvación?".

A lo largo de la Biblia, los hombres y mujeres de la antigüedad vieron a ángeles y hablaron con ellos. (Véase Génesis 18, 19:1–22, 32:24–32; Jueces 6:11–21, 13; Lucas 1:5–22, 26–38; Hechos 12:5–11.)

Un sentido renovado del amor

Un gran porcentaje de los que han tenido experiencias cercanas a la muerte regresan de estas con un maravilloso sentido del amor de Dios hacia ellos y toda la humanidad. Sobre este amor sobrenatural de Dios por la humanidad también se escribe en toda la Biblia. Juan 3:16 afirma: "Porque de tal manera amó Dios al mundo, que ha dado a su Hijo unigénito, para que todo aquel que en él cree, no se pierda, mas tenga vida eterna".

Los espíritus malignos y el infierno

Muchos de los que han estado en el mundo de más allá se han encontrado no solo con espíritus angelicales, sino también con espíritus malignos. Santiago 2:19 habla de espíritus demoníacos. Dice: "Tú crees que Dios es uno; bien haces. También los demonios creen, y tiemblan".

El infierno igualmente se menciona en la Biblia como un lugar que alberga a los muertos. Apocalipsis 20:13 señala: "Y el mar entregó los muertos que había en él; y la muerte y el Hades entregaron los muertos que había en ellos; y fueron juzgados cada uno según sus obras".

Un lugar llamado cielo

Algunos que se han encontrado con la muerte hablan de haber ido a un prado donde flores hermosas irradiaban colores que nunca antes habían visto. Algunos aseguran que se encontraron con sus seres queridos que habían muerto años antes. ¿Hay realmente un cielo? La Biblia habla del cielo cuando dice: "Ustedes se han acercado al monte Sión, a la Jerusalén celestial, la ciudad del Dios viviente. Se han acercado a millares y millares de ángeles" (Hebreos 12:22, NVI).

EL RÍO DE LA VIDA

A lo largo de la Biblia también vemos que se menciona un río en el cielo. Este río es el río de la vida. Apocalipsis 22:1–5 señala:

> Después me mostró un río limpio de agua de vida, resplandeciente como cristal, que salía del trono de Dios y del Cordero. En medio de la calle de la ciudad, y a uno y otro lado del río, estaba el árbol de la vida, que produce doce frutos, dando cada mes su fruto; y las hojas del árbol eran para la sanidad de las naciones. Y no habrá más maldición; y el trono de Dios y del Cordero estará en ella, y sus siervos le servirán, y verán su rostro, y su nombre estará en sus frentes. No habrá allí más noche; y no tienen necesidad de luz de lámpara, ni de luz del sol, porque Dios el Señor los iluminará; y reinarán por los siglos de los siglos.

A estas aguas que fluyen a través del cielo se les llama la fuente de la vida. Apocalipsis 21:6 dice: "Yo soy el Alfa y la Omega, el principio y el fin. Al que tuviere sed, yo le daré gratuitamente de la fuente del agua de la vida".

BEBA DE LA FUENTE

Cada uno de nosotros está invitado a beber de una fuente. Sus aguas nos dan vida eterna.

Durante su ministerio en la tierra, Jesucristo se sentó cerca de un pozo y habló con una mujer que fue rechazada por sus compañeros debido a sus muchos fracasos. Él le dijo: "El que bebiere del agua que yo le daré, no tendrá sed jamás; sino que el agua que yo le daré será en él una fuente de agua que salte para vida eterna" (Juan 4:14).

Jesucristo hablaba de esta fuente. ¿Cómo bebemos de ella? ¿Qué determina cómo vamos a pasar nuestro futuro eterno? Romanos

6:23 señala: "Porque la paga del pecado es muerte, mas la dádiva de Dios es vida eterna en Cristo Jesús Señor nuestro".

La Biblia afirma que Cristo pagó el precio de cada pecado en la cruz. Romanos 5:12 declara: "Por tanto, como el pecado entró en el mundo por un hombre [Adán], y por el pecado la muerte, así la muerte pasó a todos los hombres, por cuanto todos pecaron". Debido a que Cristo pagó el precio del pecado, podemos ser liberados de este creyendo en Él. Gracias a Cristo podemos pasar la eternidad en el cielo. ¡Él es la Fuente!

Jesús nos dijo: "Yo soy el camino, y la verdad, y la vida; nadie viene al Padre, sino por mí" (Juan 14:6). Al arrepentirnos de nuestros pecados y elegir creer en Él, podemos beber de la fuente. Juan 5:24 señala: "De cierto, de cierto os digo: El que oye mi palabra, y cree al que me envió, tiene vida eterna; y no vendrá a condenación, mas ha pasado de muerte a vida".

EL CRUCE: UNA CUESTIÓN DE FE

Para muchos creyentes la ciencia es un enemigo de Dios, así como la religión es el opio de la sociedad según los agnósticos. En mi experiencia, la ciencia y la religión no son como el agua y el aceite, sino más bien como el agua y el pez. A través de la ciencia he encontrado una exposición refrescante de la obra y la presencia de Dios. He usado bastante evidencia científica para persuadirlo a aprovechar el diseño y la creación de Dios por medio de este libro. El conocimiento es poderoso, mientras que la ignorancia puede ser mortal.

Muchos agnósticos y teólogos rechazan a un Dios bíblico que permite el sufrimiento y el dolor y que envía a la gente al infierno. Sin embargo, ¿cree usted que rechazar a Dios evitará el dolor y el sufrimiento? Recuerde la sencilla pero profunda declaración de Einstein: "El verdadero problema está en la mente y el corazón de los hombres".

Salomón dijo sabiamente: "En el camino de la justicia se halla la vida; por ese camino se evita la muerte" (Proverbios 12:28, NVI). Independientemente de las inclinaciones religiosas, yo, como la mayoría de las personas, creo en un alma inmortal. Por esa razón acepto a un Dios personal. Sin Él la eternidad parece espantosa y aterradora. No obstante, creo que nuestra vida tiene un propósito y nuestras acciones tienen consecuencias, y puesto que por ese camino se evita la muerte, decido buscar la justicia de Dios para reducir el riesgo de caer en el camino natural de mi mente y corazón traicioneros. Dado que se trata de una cuestión de fe, elijo a Dios.

Todo lo que necesitamos hacer para experimentar la evidencia de Dios es usar nuestros cinco sentidos. Mire a su alrededor y verá que "los cielos proclaman la gloria de Dios y el firmamento despliega la destreza de sus manos. Día tras día no cesan de hablar; noche tras noche lo dan a conocer. Hablan sin sonidos ni palabras; su voz jamás se oye. Sin embargo, su mensaje se ha difundido por toda la tierra y sus palabras, por todo el mundo" (Salmo 19:1–4, NTV).

Muchos astrólogos agnósticos, después de ver la gloria de Dios y la destreza de sus manos, han llegado a la conclusión de que hay un Dios después de todo. Muchos han aceptado que la vida fue creada, y que es imposible que sucesos aleatorios posean una inteligencia desarrollada. No obstante, para la mayoría, este Dios todavía es impersonal y distante. Tengo un mensaje más para ellos y para usted:

> Pues Dios amó tanto al mundo, que dio a su Hijo único, para que todo aquel que cree en él no muera, sino que tenga vida eterna.
>
> —JUAN 3:16, DHH

Lo animo a cuidar responsablemente su cuerpo, que fue creado de una forma formidable y maravillosa, para que su vida se prolongue con calidad hasta posiblemente los 115 o 120 años. Sin embargo, más importante aún, le ruego que prepare su alma para la inmortalidad, porque la vida es simplemente un puente sobre el cual todos debemos cruzar. ¡Escoja dirigir su futuro eterno hacia el lugar apropiado, ese lugar donde vivirá largo y bien, ese lugar donde vivirá joven para siempre!

CÓMO SE CLASIFICAN LAS DIFERENTES NACIONES

AUSTRIA

Esperanza de vida (2013) [1]

Hombre   79 años al nacer (22 a los 60 años)*

Mujer   84 años al nacer (26 a los 60 años)

Tasa de mortalidad infantil (2015) [2]

2,1 muertes infantiles por cada 1000 nacidos vivos

FINLANDIA

Esperanza de vida (2013) [3]

Hombre   78 años al nacer (22 a los 60 años)

Mujer   84 años al nacer (26 a los 60 años)

Tasa de mortalidad infantil (2015) [4]

1,3 muertes infantiles por cada 1000 nacidos vivos

JAPÓN

Esperanza de vida (2013) [5]

Hombre   80 años al nacer (23 a los 60 años)

Mujer   87 años al nacer (29 a la edad de 60 años)

Tasa de mortalidad infantil (2015) [6]

0,9 muertes infantiles por cada 1000 nacidos vivos

---

* Esto quiere decir que si llega a los 60 años de edad, tiene la posibilidad de vivir 22 años más.

SUIZA

Esperanza de vida (2013)[7]

    Hombre   81 años al nacer (24 a los 60 años)

    Mujer   85 años al nacer (27 a la edad de 60 años)

Tasa de mortalidad infantil (2015)[8]

    2,7 muertes infantiles por cada 1000 nacidos vivos

ESTADOS UNIDOS

Esperanza de vida (2013)[9]

    Hombre   76 años al nacer (22 a los 60 años)

    Mujer   81 años al nacer (24 a la edad de 60 años)

Tasa de mortalidad infantil (2015)[10]

    3,6 muertes infantiles por cada 1000 nacidos vivos

ESPERANZA PROMEDIO DE VIDA DE HOMBRES Y MUJERES EN CUATRO PAÍSES DESARROLLADOS EN EL AÑO 2013[1]

PAÍS	HOMBRES	MUJERES	DIFERENCIA	POBLACIÓN
Estados Unidos	76	81	5	79
Suiza	81	85	4	83
Suecia	80	84	4	82
Japón	80	87	7	84

NOTAS

INTRODUCCIÓN
EXPLORE SUS POSIBILIDADES

1. Un relato ficticio derivado de hechos proporcionados por "La persona más vieja del mundo muere a los 122", CNN, 4 de agosto de 1997, consultado el 21 de enero de 2016, www.cnn.com /WORLD/9708/04/obit.oldest/; D. Harman, "Envejecimiento: fenómenos y teorías", *Annals of the New York Academy of Sciences* 854 (20 de noviembre de 1998), pp. 1–7; M. C. Young, ed., *Guinness Book of Records* (Nueva York: Bantam, 1997), p. 11.

CAPÍTULO 1
EN POS DE LA FUENTE DE LA JUVENTUD

1. Robert Frost, *The Poetry of Robert Frost* [La poesía de Robert Frost] (Nueva York: Henry Holt and Company Inc., 1979).
2. Dylan Thomas, *Dylan Thomas: Selected Poems* [Dylan Thomas: Poemas seleccionados], ed. Walford Davies (Londres: Dent, 1974), pp. 131–132.
3. "Juan Ponce de León, Biografía", Biography.com, consultado el 21 de enero de 2016, http://www.biography.com/people/juan-ponce -de-le%C3%B3n-9444105.
4. *Ibíd.*
5. "Fuente de la juventud", Wikipedia, consultado el 22 de febrero de 2016, https://en.wikipedia.org/wiki/Fountain_of_Youth.
6. N. K. Sandars, *The Epic of Gilgamesh* [La epopeya de Gilgamesh] (Harmondsworth, Inglaterra: Penguin, 1960).
7. James George Frazer, *The Golden Bough: A Study of Magic and Religion, The Magic Art and the Evolution of Kings* [La rama de oro: un estudio de la magia y la religión, el arte mágico y la evolución de los reyes], 3ra ed. (Londres: Macmillan, 1911, 1966), pp. 168–169.
8. Información obtenida a partir de los datos exhibidos en un museo de China.
9. Frazer, *The Golden Bough: A Study of Magic and Religion, The Magic Art and the Evolution of Kings*, pp. 90–91.

10. James George Frazer, *The Golden Bough: A Study on Magic and Religion, Adonis, Attis. Osiris: Studies in the History of Oriental Religion*, [La rama de oro: un estudio de la magia y la religión, Adonis, Attis. Osiris: estudios sobre la historia de la religión oriental], 3ra ed. (Londres: Macmillan, 1914, 1966), pp. 3–23.

11. Peter Kelder, *Ancient Secret of the Fountain of Youth* [Antiguo secreto de la fuente de la juventud (Gig Harbor, WA: Harbor Press Inc., 1985), consultado el 21 de enero de 2016, http://www.lib.ru/URIKOVA/KELDER/Ancient_Secret_of_the_Fountain_of _Youth-Peter_Kelder.pdf.

12. Karl Taube, *Aztec and Maya Myths* [Mitos aztecas y mayas] (Austin: University of Texas Press, 1993), pp. 33–39; John Bierhosrtst, ed., "Subir de la tierra de la muerte", *The Hungry Woman: Myths and Legends of the Aztecs* [La mujer hambrienta: mitos y leyendas de los aztecas] (Nueva York: Quill/Wm. Morrow, 1984), pp. 29–32.

13. "Hale-Bopp provoca el cierre de la puerta del cielo", Heaven's Gate, consultado el 22 de febrero de 2016, http://www.heavensgate.com /misc/intro.htm.

Capítulo 2
El lado oscuro de la búsqueda

1. Woody Allen, AZQuotes.com, consultado el 20 de enero de 2016, http://www.azquotes.com/quote/552998.

2. "La ventaja del coeficiente intelectual", Cryonics Institute, consultado el 22 de febrero de 2016, http://www.cryonics.org/the-ci -advantage/.

3. *Ibíd.*

4. *Ibíd.*

5. *Ibíd.*

6. *Ibíd.*

7. Alexander Lazarevich, "La tecnología de la inmortalidad", consultado el 22 de febrero de 2016, http:/technocosm.narod.ru/e/wg_e .htm.

8. *Ibíd.*

9. Sebastian Anthony, "¿Qué es el transhumanismo, o qué significa ser humano?", ExtremeTech, 1 de abril de 2013, consultado el 22 de febrero de 2016, http://www.extremetech.com/extreme/152240 -what-is-transhumanism-or-what-does-it-mean-to-be-human.

10. Michael Snyder, "Transhumanismo: un intento de usar la tecnología para convertir a los hombres en dioses", InfoWars.com, 5 de

mayo de 2015, consultado el 22 de febrero de 2016, http://www
.infowars.com/transhumanism-an-attempt-to-use-technology-to
-turn-men-into-gods/.

11. Ray Kurzweil, "Ray Kurzweil: Este es su futur", CNN.com, 26 de
diciembre de 2013, consultado el 22 de febrero de 2016, http://edi-
tion.cnn.com/2013/12/10/business/ray-kurzweil-future-of-human
-life/index.html.

12. Karl A. Drlica, *Double-Edged Sword: The Promises and Risks of
the Genetic Revolution* [Espada de doble filo: las promesas y riesgos
de la revolución genética] (Reading, MA: Helix/Addison-Wesley,
1994), p. 3.

13. *Ibíd*.

14. *Ibíd*., pp. 84–85.

15. "Acerca de la selección genética", Genetics and Society, consultado
el 18 de enero de 2016, http://www.geneticsandsociety.org/section
.php?id=82.

16. Albert Einstein, "El verdadero problema está en el corazón de los
hombres", *New York Times*, 23 de junio de 1946, p. 44.

17. Elizabeth Landau, "Estudios muestran la "etapa oscura" de la investigación médica", CNN, 1 de octubre de 2010, consultado el 22 de
febrero de 2016, http://www.cnn.com/2010/HEALTH/10/01
/guatemala.syphilis.tuskegee/.

Capítulo 3
¿Cuánto tiempo podemos vivir?

1. Steven Goodman, "¿Cuántas personas viven hasta los cien a través
del globo?", *The Centenarian*, 3 de diciembre de 2015, consultado el
22 de diciembre de 2015, 2015, http://www.thecentenarian.co.uk
/how-many-people-live-to-hundred-across-the-globe.html.

2. "La población centenaria de Japón alcanza los 60 000 por primera
vez", *Japan Times*, 11 de septiembre de 2015, consultado el 22 de
diciembre de 2015, http://www.japantimes.co.jp/news/2015/09/11
/national/japans-centenarian-population-tops-60000-first-time
/#.VnlzgPkrJph.

3. "Banco de datos del Observatorio Mundial de la Salud: Esperanza
de vida", Organización Mundial de la Salud, 22 de diciembre de
2015, http://apps.who.int/gho/data/node.main.688?lang=en.

4. Jack Moore, "Dos números: Japón tiene más de 60 000 centenarios
y Tokio no puede permitirse sus regalos", *Newsweek*, 23 de septiembre de 2015, consultado el 21 de enero de 2016, http://www

.newsweek.com/2015/10/02/turning-100-japan-getting-old-375556
.html.

5. Brad Darrach, "La guerra contra el envejecimiento", *Life*, octubre de 1992, p. 36.

6. Moore, "Dos números: Japón tiene más de 60 000 centenarios y Tokio no puede permitirse sus regalos".

7. "Banco de datos del Observatorio Mundial de la Salud: Esperanza de vida".

8. Berkeley.edu, "Expectativa de vida en los Estados Unidos, 1900–98, hombres y mujeres", consultado el 22 de febrero de 2016, http://demog.berkeley.edu/~andrew/1918/figure2.html.

9. Jennifer M. Ortman, Victoria A Velkoff y Howard Hogan, "Una nación envejecida: la población anciana en los Estados Unidos", Oficina del Censo de los Estados Unidos, mayo de 2014, consultado el 21 de enero de 2016, https://www.census.gov/prod /2014pubs/p25-1140.pdf.

10. J. A. Brody y otros, "Epidemiología y Envejecimiento: La edad reproductiva máxima no se ve afectada por el aumento de la esperanza de vida en el siglo veinte". *Aging Clinical and Experimental Research* 10 (1998), pp. 170–171.

11. La tasa de natalidad en los Estados Unidos es de 1,46%, aproximadamente 3 950 000 nacimientos al año. Según el Centro para el Control y la Prevención de Enfermedades (www.cdc.gov) en Atlanta había un total de 972 165 abortos legales en 1999 (346 864 antes de las ocho semanas de gestación y 625 301 después de ocho semanas de gestación).

La nueva tecnología de laboratorio ha descubierto una tasa de abortos espontáneos mayor que la que se ha considerado anteriormente. El consenso entre los expertos es actualmente que los embarazos se interrumpen naturalmente entre 30% y 50% de las veces (http://www.babycenter.com/0_miscarriage-signs-causes -and-treatment_252.bc). La mayoría de los casos ocurren sin el conocimiento de las mujeres; estos parecen períodos menstruales "tardíos", pero en realidad lo que ha tenido lugar fue un microaborto (aborto espontáneo), la mayoría de ellos debidos a anomalías. Una vez que una mujer es consciente de que está embarazada, la tasa de aborto disminuye significativamente; de 15% a 25% de los embarazos conocidos terminan en aborto espontáneo (http:// ww.webmd.com/baby/guide/pregnancy-miscarriage). Dado que solo las mujeres que tienen conocimiento de su embarazo solicitan abortos, de 75 a 85 por ciento de los 699 202 niños abortados en 2012, entre 524 401 y 594 321, deberían haber sido niños normales (http://www.cdc.gov/reproductivehealth/data_stats/).

Si la esperanza de vida es el promedio de todas las muertes en un solo año, incluyendo accidentes, asesinatos y muertes prenatales (muertes fetales después de 30 semanas, porque ellos tienen una muy buena oportunidad de supervivencia), entonces, como un estudio actuarial estricto demanda, los abortos deben ser contados. Como usted puede imaginar, en la sopa de números, 699 202 tiene un tremendo impacto. Además de aumentar las tasas de mortalidad, los abortos aumentan la mortalidad infantil. La mortalidad infantil en 2013 fue de 5,96 muertes por 1000 nacidos vivos, o 0.596% (http://www.cdc.gov/nchs/fastats/deaths.htm). Con el aborto considerado, esta se eleva a un enorme 21.596%. Tal cosa destruyó la afirmación de la "ganancia social" tan mentada de que la esperanza de vida es ahora 79 en los Estados Unidos (con leyes proelección) (http://apps.who.int/gho/data/view.main.680?lang =en) y apoya la afirmación de Carl Sagan de que lo que realmente mejora la esperanza de vida es el amor a nuestros hijos.

A pesar de que estas cifras podrían no afectar nuestro esperanza de vida personal, hablan mucho de nuestra fibra social, cuando consideramos que culturas enteras, incluso imperios, han sido destruidos debido a la pérdida de valores, especialmente cuando se trata del valor de la misma vida.

12. "Expectativa de vida: datos por país", Organización Mundial de la Salud, consultado el 19 de enero de 2016, http://apps.who.int/gho /data/view.main.680?lang=en.

13. *Ibíd.*

14. D. Harman, "Envejecimiento: Fenómeno y teorías", *Annals of the New York Academy of Sciences* 854 (20 de noviembre de 1998), pp. 1–7.

15. K. Schmidt, "Fisiología y fisiopatología de la senescencia", *International Journal for Vitamin and Nutrition Research* 69, no. 3 (1999), pp. 150–153.

16. D. W. E. Smith, "Evolución de la longevidad en los mamíferos", *Mechanisms of Aging and Development* 81 (1995), pp. 51–60.

17. Francisco Contreras, *Health in the 21st Century* [La salud en el siglo veintiuno] (Chula Vista, CA: Interpacific, 1997), p. 29.

18. M. L. Pardue y P. G. DeBaryshe, "Telomeros y telomerasa: más que el fin de la línea", Chromosoma 108 (1999), pp. 73–82.

19. Darrach, "La guerra contra el envejecimiento".

20. T. J. Moore, "Ruleta genética: Cómo calcular las probabilidades sobre su herencia de la longevidad", *MDX Health Digest*.

21. Darrach, "La guerra contra el envejecimiento", p. 38.

22. Contreras, *Health in the 21st Century*, p. 35.

23. Denham Harman, "Envejecimiento: una teoría basada en el radical libre y la química de la radiación", *Journal of Gerontology II* (1956), pp. 298–300; Denham Harman, "El proceso de envejecimiento", *Proceedings of the National Academy of Sciences USA* 78 (1981), pp. 7123–7128.

24. R. S. Sohal y R. Weindruch, "Estrés oxidativo, restricción calórica y envejecimiento", *Science* 273 (1996), pp. 59–63.

25. Los radicales libres han estado implicados en más de cien enfermedades en los seres humanos, incluyendo artritis, shock endotóxico y hemorrágico (J. Barroso-Aranda y otros, "Activación de neutrófilos, factor de necrosis tumoral, y la supervivencia después del shock endotóxico y hemorrágico", *Journal of Cardiovascular Pharmacology* 25, sup. 2 [1995], pp. 523–529), aterosclerosis (J. L. Wiztum, "Teoría oxidativa de la aterosclerosis", *Lancet* 344 [1994], pp. 793–798), isquemia y lesión por reperfusión de muchos tejidos (G. A. Cordia y otros, "Detección del daño oxidativo al ADN en los corazones de ratas con reperfusión isquémica por la formación de 8-Hidroxidesoxiguanosina", *Molecular Cell Cardiology* 30 [1998], pp. 1939–1944), enfermedad de Alzheimer y enfermedad de Parkinson (D. Harman, "Teoría de los radicales libres en el envejecimiento: patogenicidad de la Enfermedad de Alzheimer", *Edad* 18 [1995], pp. 97–119; C. W. Olanow, "Reacciones oxidativas en la enfermedad de Parkinson", *Neurology* 40, sup. 3 [1990], pp. 32–37), la promoción de tumores y la carcinogénesis (D. I. Feign y otros, "Especies reactivas de oxígeno en la tumorigenisis", *Cancer Research* 54, sup. [1994], pp. 1890–1894) y SIDA (B. Halliwell y C. E. Cross, "Especies reactivas de oxígeno, antioxidantes y síndrome de inmunodeficiencia adquirida", *Archives of Internal Medicine* 157 [1991], pp. 29–32).

26. J. P. Kehner, "Los radicales libres como mediadores de lesiones tisulares y enfermedades", *Critical Reviews in Toxicology* 23 (1993), pp. 21–48.

Capítulo 4
Pierda peso y viva más tiempo

1. Carroll E. Simcox, comp., *4400 Quotations for Christians Communications* [4400 citas para comunicaciones cristianas] (Grand Rapids: Baker, 1991), p. 111.

2. C. M. McCay, L. A. Maynard, G. Sperling y L. L. Barnes, "Crecimiento retardado, duración de la vida, tamaño corporal final y cambios en cuanto al envejecimiento en la rata albino alimentada con una dieta de calorías restringidas", *Journal of Nutrition* 18 (1939), pp. 1–13.

3. Leon Chaitow, "Extensión de la vida natural: Evidencia experimental de la extensión de la vida", consultado el 21 de enero de 2016, http://www.healthy.net/scr/article.aspx?id=1222.

4. *Ibíd.*

5. Gregory M. Fahy, "¡Envejecimiento revelado!", *Life Extension*, noviembre de 1999, consultado el 21 de enero de 2016, http://www.lifeextension.com/Magazine/1999/11/cover/Page-01?p=1.

6. *Ibíd.*

7. *Ibíd.*

8. *Ibíd.*

9. *Ibíd.*

10. Chaitow, "Extensión de la vida natural: Evidencia experimental de la extensión de la vida".

11. *Ibíd.*

12. Charles Thomas, *Retardation of Aging and Disease by Dietary Restriction* [Retardo del envejecimiento y la enfermedad debido a la restricción dietética] (Springfield, IL: 1998).

13. Zhi-Chien Ho, "Un estudio de la longevidad y los requerimientos proteicos de las personas de 90 a 112 años de edad en el sur de China", *Journal of Applied Nutrition* 34, no. 1 (1982), pp. 12–23.

14. Richard L. Hill, "La investigación sobre el envejecimiento observa los efectos del recorte de calorías", *The Oregonian*, 22 de enero de 1999.

15. Roy L. Walford y otros, "Restricción de calorías en Biosfera 2: Alteraciones en los parámetros fisiológicos, hematológicos, hormonales y bioquímicos en humanos restringidos por un período de dos años", *Journals of Gerontology: Biological Sciences and Medical Sciences* 57, no. 6 (2002), pp. B211–B224.

16. "Los investigadores amplían el estudio sobre la dieta y el envejecimiento", World Health Network, Reuters, 21 de julio de 1999.

17. *Ibíd.*

18. A. Turturro y R. W. Hart, "Restricción calórica y sus efectos en los parámetros moleculares, especialmente la reparación del ADN", en L. Fishbein, ed., *Biological Effects of Dietary Restriction* [Efectos biológicos de la restricción dietética] (Nueva York: Springer-Verlag, 1991), pp. 185–190.

19. T. P. Szatrowski y C. F. Nathan, "Producción de grandes cantidades de peróxido de hidrógeno por parte de células tumorales humanas", *Cancer Research* 51 (1991), pp. 794–798.

20. M. G. Simic y D. S. Bergtold, "Biomarcadores urinarios del daño oxidativo a la base del ADN e ingesta calórica humana", en Fishbein, *Biological Effects of Dietary Restriction* [Efectos biológicos de la restricción dietética], pp. 217–225.

21. "La dieta baja en caloría bloquea los genes del envejecimiento", World Health Network, Reuters, 26 de agosto de 1999.

22. "Los investigadores amplían el estudio sobre la dieta y el envejecimiento".

23. *Ibíd.*

24. Richard Weindruch, "Influencias de la ingesta de calorías en el envejecimiento y el cáncer", Instituto del Envejecimiento Universidad de Wisconsin-Madison.

25. *Ibíd.*

26. Hill, "La investigación sobre el envejecimiento observa los efectos del recorte de calorías".

27. *Ibíd.*

28. "Los investigadores amplían el estudio sobre la dieta y el envejecimiento".

29. Hill, "La investigación sobre el envejecimiento observa los efectos del recorte de calorías".

Capítulo 5
Comamos a fin de alcanzar la longevidad

1. Darrach, "La guerra contra el envejecimiento".

2. "Los japoneses alcanzan el récord máximo de centenarios", World Health Network.

3. W. J. Craig, "Fitoquímicos: guardianes de nuestra salud", *Journal of the American Dietetic Association* 97, sup. 2 (1997), pp. 199S–204S.

4. E. J. Schaefer y M. E. Brosseau, "Dieta, lipoproteínas y la enfermedad coronaria del corazón", *Endocrinology and Metabolism Clinics of North America* 27, no. 3 (1998), pp. 711–732.

5. F. B. Hu y otros, "Grasas saturadas dietéticas y sus fuentes de alimentos en relación con el riesgo de la enfermedad coronaria en las mujeres", *American Journal of Clinical Nutrition* 70 (1999), pp. 1001–1008.

6. R. P. Mensink y M. B. Katan, "Efecto de los ácidos grasos trans sobre los niveles de colesterol de lipoproteína de alta densidad y baja densidad en sujetos sanos", *New England Journal of Medicine* 323 (1990), pp. 439–445.

7. G. M. Wardlaw y T. J. Snook, "Efecto de las dietas altas en mantequilla, aceite de maíz o aceite de girasol con alto contenido de ácido oleico, o lípidos séricos y apolipoproteínas en los hombres", *American Journal of Clinical Nutrition* 51 (1990), pp. 815–822; P. Mata y otros, "Efecto de los ácidos grasos monoinsaturados dietéticos en lipoproteínas y apoliproteínas plasmáticas en las mujeres", *American Journal of Clinical Nutrition* 56 (1992), pp. 77–82.

8. Schaefer y Brosseau, "Dieta, lipoproteínas y la enfermedad coronaria del corazón".

9. P. J. Nestel, "Aceite de pescado y la enfermedad cardiovascular: lípidos y la función arterial", *American Journal of Clinical Nutrición* 71, sup. (2000), pp. 228S-231S; L. A. Harker y otros, "Interrupción de la formación de trombos vasculares y la formación de lesiones vasculares debido a los ácidos grasos N=3 dietéticos en el aceite de pescado en primates no humanos", *Circulation* 87 (1993), pp. 1017–1029.

10. J. Slavin, D. Jacobs y L. Marquant, "Consumo de granos enteros enfermedades crónicas: mecanismo de protección", *Nutrition and Cancer* 27 (1997), pp. 14–21.

11. B. N. Ames, "Los micronutrientes previenen el cáncer y retrasan el envejecimiento", *Toxicology Letters* 102–103 (28 de diciembre de 1998), pp. 5–18.

12. J. A. Joseph y otros, "Reversiones de las disminuciones relacionadas con el envejecimiento en la transducción de señales neuronales, los déficits de la conducta motora y cognitiva con suplementos dietéticos de arándano, espinaca o fresa", *Journal of Neuroscience* 19, no. 18 (1999), pp. 8114–8121.

13. Walter J. Crinnon, "¿Son realmente más saludables para usted los alimentos orgánicos?", *Organic Gardening Almanac* (Woodbury, MN: Llewelyn, 1995).

14. *Ibíd.*

15. *Ibíd.*

16. *Ibíd.*

17. *Ibíd.* Además, "Productos orgánicos: Nuevo estudio del reporte al consumidor revela: realmente es diferente", *Consumer News*, 15 de diciembre de 1997.

18. S. Franceschi y otros, "Tomates y el riesgo de cáncer en el tracto digestivo", *International Journal of Cancer* 59 (1994), pp. 181–184.

19. B. Haber, "La dieta mediterránea: una perspectiva a partir de la historia", *American Journal of Clinical Nutrition* 66, sup. (1997), pp. 1053S–1057S.

20. A. Trichopoulou y P. Lagiou, "Dieta mediterránea tradicional saludable: una expresión de la cultura, la historia y el estilo de vida", *Nutrition Reviews* 55, no. 11 (1997), pp. 383–389.

21. M. Gronbaek y otros, "Mortalidad asociada con la ingesta moderada de vino, cerveza o bebidas espirituosas", *British Medical Journal* 310 (1995), pp. 1165–1169.

22. G. J. Soleas, E. P. Diamandis y D. M. Goldberg, "El vino como un fluido biológico: historia, producción y papel en la prevención de enfermedades", *Journal of Clinical Laboratory Analysis* 11 (1997), pp. 287–313.

23. Gronbaek y otros, "Mortalidad asociada con la ingesta moderada de vino, cerveza o bebidas espirituosas".

24. S. V. Nigdikar y otros, "Consumo de polifenoles del vino tinto reduce la susceptibilidad de la lipoproteína de baja densidad a la oxidación en los organismos vivos", *American Journal of Clinical Nutrition* 68 (1998), pp. 258–265; M. Sarafini y otros, "El vino tinto sin alcohol mejora la capacidad antioxidante del plasma en los humanos", *Journal of Nutrition* 128 (1998), pp. 1003–1007; A. Lavy y otros, "Efecto de los suplementos dietéticos de vino tinto en la química de la sangre humana, la hematología y la coagulación: Efecto favorable del vino tinto en la lipoproteína plasmática de alta densidad", *Annals of Nutrition and Metabolism* 38 (1994), pp. 287–294.

25. Soleas, Diamandis y Goldberg, "El vino como un fluido biológico: historia, producción y papel en la prevención de enfermedades".

26. *Ibíd.*

27. J. Constant, "El alcohol, la enfermedad isquémica del corazón y la paradoja francesa", *Clinical Cardiology* 20 (1997), pp. 420–424.

28. H. Mukhtar y N. Ahmad, "Mecanismo de la actividad quimiopreventiva del cáncer del té verde", *Proceedings of the Society for Experimental Biology and Medicine* 220, no. 4 (1999), pp. 234–238.

29. T. O. Cheng, "Antioxidantes en el té verde chino", *Journal of the American College of Cardiology* 31, no. 5 (1998), p. 1214.

30. S. Uchida y otros, "Efectos de la Epigalocaquina-3-galato (tanino del té verde) en la duración de la vida de ratas hipertensas propensas espontáneamente a las apoplejías", *Clinical and Experimental Pharmacology and Physiology* 22, sup. 1 (1995), pp. 302S–303S.

31. G. E. Fraser, "Consumo de frutos secos, lípidos y riesgo de un caso coronario", Clinical Cardiology 22, sup. 3 (1999), pp. 11–15; P. M. Kris-Etherton y otros, "Los frutos secos y sus componentes bioactivos: efectos sobre los lípidos séricos y otros factores que afectan el riesgo de enfermedades", *American Journal of Clinical Nutrition* 70, sup. (1999), pp. 504S–511S.

32. G. E. Fraser y otros, "Un posible efecto protector del consumo de frutos secos en cuanto al riesgo de la enfermedad coronaria", *Archives of Internal Medicine* 152 (1992), pp. 1416–1424; L. Brown y otros, "Consumo de frutos secos y el riesgo de una enfermedad coronaria recurrente (resumen)", *FASEB Journal* 13, no. 4–5 (1999), p. A538.

33. *Ibíd.*

34. G. E. Fraser, K. Lindsted y W. L. Beeson, "Efecto de los valores de los factores de riesgo sobre el riesgo de por vida de envejecimiento al principio de un caso coronario", *American Journal of Epidemiology* 142 (1995), pp. 746–758.

35. A. L. Waterhouse, J. R. Shirley y J. L. Donovan, "Antioxidantes en el chocolate", *Lancet* 348 (1996), p. 834.

36. K. Kondo y otros, "Inhibición de la oxidación del LDL debido a la cocoa", *Lancet* 348 (1996), p. 154.

37. T. P. A. Devasagayam y otros, "La cafeína como un antioxidante: inhibición de la peroxidación lipídica inducida por especies reactivas de oxígeno", *Biochimica et Biophysica Acta* 1282 (1996), pp. 63–70.

38. J. H. Weisburger y otros, "Inhibición del PhIP, mutagenicidad debido a la cafeína, el licopeno, la daidzeína y el ginseng", *Mutation Research* 416 (1998), pp. 125–128.

39. Qing Yang, "Ganancia de peso por "hacer dieta"? Edulcorantes artificiales y la neurobiología de los antojos de azúcar", *Yale Journal of Biology and Medicine* 83, no. 2 (junio de 2010), pp. 101–108.

40. Julian Whitaker, *Health and Healing* 7, no. 11 (noviembre de 1977).

CAPÍTULO 6
EXTIENDA SU VIDA CON LAS VITAMINAS

1. El consumo anual per cápita de azúcar refinada en los Estados Unidos aumentó de cero a mitad del siglo dieciocho a unas cien libras al final del siglo veinte. El consumo de grasa ha aumentado increíblemente desde alrededor de 20% de la ingesta de energía a mediados del siglo diecinueve hasta cerca de 50% hoy, a pesar de que en la actualidad la gente necesita mucho menos energía debido a los niveles generalmente reducidos de actividad. S. Bengmark, "Ecoinmunonutrición: un reto para el tercer milenio", *Nutrition* 14, no. 7–8 (1998), pp. 563–564.

2. *Enciclopedia Británica*, s.v. "Beriberi", consultada 19 de enero de 2016, http://www.britannica.com/science/beriberi.

3. Ibíd.; también, *The Columbia Encyclopedia*, 6ta ed. (2000), s.v. "Funk, Casimir"; Funk, Casimir, www.bartleby.com/65/fy/Funk -Cas.

4. Jean Carper, *Stop Aging Now!* [¡Deje de envejecer ahora!] (Nueva York: HarperCollins, 1996), p. 49.

5. *Ibíd.*, p. 50.

6. *Ibíd.*

7. B. Frei, L. England y B. N. Ames, "El ascorbato es un antioxidante excepcional en el plasma sanguíneo humano", *Proceedings of the National Academy of Sciences* 86 (1989), pp. 6377–6381.

8. D. Harats y otros, "Los efectos de los suplementos de vitamina C y E alcanzan desde la susceptibilidad a las lipoproteínas plasmáticas hasta la preocupación inducida por el tabaquismo agudo", *Atherosclerosis* 85 (1990), pp. 47–54.

9. H. B. Stahelin, "El impacto de los antioxidantes en las enfermedades crónicas durante el envejecimiento y la tercera edad", *International Journal for Vitamin and Nutrition Research* 69, no. 3 (1999), pp. 146–149.

10. Carper, *Stop Aging Now!*, p. 57.

11. V. G. Bezlepkin, N. P. Sirota y A. L Gaziev, "La prolongación de la supervivencia en ratones debido a los antioxidantes dietéticos depende de su edad al comienzo de la alimentación con esta dieta", *Mechanism of Aging and Development* 92, no. 2–3 (1996), pp. 227–234.

12. M. Corwin y otros, "Estudios sobre el modo de acción de la vitamina E en la estimulación de la mitogénesis de las células T", *Scandinavian Journal of Immunology* 14 (1981), pp. 565–571.

13. E. Rimm y otros, "Consumo de vitamina E y el riesgo de la enfermedad coronaria en los hombres", *New England Journal of Medicine* 328 (1993), pp. 1450–1456.

14. S. E. Edmons y otros, "Actividad analgésica putativa de dosis orales repetidas de vitamina E en el tratamiento de la artritis reumatoide: Resultados de un posible ensayo placebo-controlado, doble ciego", *Annals of Rheumatoid Disease* 56 (1997), pp. 649–655.

15. S. G. Post, "Escenarios futuros para la prevención y el retardo del comienzo de la enfermedad de Alzheimer en grupos de alto riesgo. Una perspectiva ética", *American Journal of Preventative Medicine* 16, no. 2 (1999), pp. 105–110.

16. I. Jialal y otros, "El efecto del suplemento alfa-tocoferol sobre la oxidación del LDL: un estudio de dosis-respuesta", *Arteriosclerosis, Thrombosis, and Vascular Biology* 15 (1995), pp. 190–198.

17. *Ibíd.*

18. B. P. Yu y otros, "¿Pueden los suplementos de antioxidantes ralentizar el proceso de envejecimiento?", *Biofactors* 7, no. 1–2 (1998), pp. 93–101.

19. Carper, *Stop Aging Now!*, p. 59.

20. J. W. Jama y otros, "Antioxidantes dietéticos y la función cognitiva en una muestra poblacional de personas mayores. El estudio de Rotterdam", *American Journal of Epidemiology* 144 (1996), pp. 275–280.

21. Carper, *Stop Aging Now!*, p. 66.

22. *Ibíd.*

23. *Ibíd.*

24. *Ibíd.*, p. 70.

25. *Ibíd.*, p. 77.

26. Chasan-Taber y otros, "Estudio prospectivo del folato y la vitamina B_6 y el riesgo de infarto de miocardio en los médicos de Estados Unidos", *Journal of the American College of Nutrition* 15 (1996), pp. 136–143; E. B. Rimm y otros, "Folato y vitamina B_6 a partir de la dieta y suplementos en relación con el riesgo de la enfermedad coronaria entre las mujeres", *Journal of the American Medical Association* 279, no. 5 (1998), pp. 359–364.

27. Naurath y otros, "Efectos de los suplementos de vitamina B_{12}, folato y vitamina B_6 en personas mayores con concentraciones normales de vitaminas séricas", *Lancet* 346 (1995), pp. 85–89; K. L. Tucker y otros, "El patrón de la ingesta dietética se relaciona con las concentraciones plasmáticas de folato y homocisteína según el

estudio del corazón de Framingham", *Journal of Nutrition* 126, no. 2 (1996), pp. 3025–3031.

28. C. J. Boushey y otros, "Una evaluación cuantitativa de la homocisteína plasmática como factor de riesgo para la enfermedad vascular: probables beneficios del aumento de la ingesta de ácido fólico", *Journal of the American Medical Association* 274 (1995), pp. 1049–1057; O. Nygard y otros, "Niveles de homocisteína plasmática y mortalidad en pacientes con la enfermedad de la arteria coronaria", *New England Journal of Medicine* 337 (1997), pp. 230–236.

29. Carper, *Stop Aging Now!*, p. 78.

CAPÍTULO 7
EXTRACCIÓN DE MINERALES PARA ALCANZAR LA LONGEVIDAD

1. "Lo que los estadounidenses comen, para mejor y para peor", Departamento de Agricultura de los Estados Unidos, abril de 1995, consultado el 21 de enero de 2016, http://www.ars.usda.gov/is/np/fnrb/fnrb495.htm#eat.

2. G. W. Evans y L. Meyer, "El picolinato de cromo aumenta la longevidad", *AGE* 15 (1992), p. 134.

3. Carper, *Stop Aging Now!*, p. 81.

4. *Ibíd.*

5. D. L. Hasten y otros, "Efectos de la dosificación del picolinato de cromo sobre la composición corporal", *FASEB Journal* 8 (1994), p. A194; R. I. Press, J. Geller y G. W. Evans, "El efecto del picolinato de cromo sobre el colesterol sérico y las fracciones de apolipoproteína en sujetos humanos", *Western Journal of Medicine* 152 (1990), pp. 41–45.

6. Carper, *Stop Aging Now!*, p. 83.

7. *Ibíd.*

8. H. D. Foster y L. Zhang, "La longevidad y la deficiencia de selenio: evidencia de la República Popular de China", *Science of the Total Environment* 170, no. 1–2 (1995), pp. 133–139.

9. L. C. Clark y otros, "Efectos de los suplementos de selenio para la prevención del cáncer en pacientes con carcinoma de la piel: un ensayo controlado aleatorio", *Journal of the American Medical Association* 276 (1996), pp. 1957–1963.

10. Carper, *Stop Aging Now!*, p. 117.

11. *Ibíd.*, p. 118.

12. C. Fortes, "El envejecimiento, el zinc y la respuesta inmune mediada por células", *Aging Clinical and Experimental Research* 7 (1995), pp. 75–76.

13. Carper, *Stop Aging Now!*, p. 92.

14. R. L. Walford, "La teoría inmunológica del envejecimiento" (Copenhague: Munksgaard, 1969), pp. 1–248.

15. A. Sbarbati y otros, "Efecto de los suplementos dietéticos con el sulfato de zinc en el proceso de envejecimiento: un estudio usando imágenes por resonancia magnética con intensidad de campo alta e imágenes por cambio químico", *Biomedicine y Pharmacotheray* 52, no. 10 (1998), pp. 454–458.

16. Carper, *Stop Aging Now!*, pp. 95–96.

17. *Ibíd.*, p. 97.

18. Maureen Kennedy Salaman, *All Your Health Questions Answered Naturally* [Todas sus preguntas sobre la salud contestadas naturalmente], (n.p.: Maximum Living Inc., 1998), p. 119.

19. Carper, *Stop Aging Now!*, p. 139.

20. J. R. Huertas y otros, "El aceite de oliva virgen y la coenzima Q_{10} protegen las mitocondrias del corazón de los daños peroxidativos durante el envejecimiento", *Biofactor* 9, no. 2–4 (1999), pp. 337–343.

21. R. Aejmaelaeus y otros, "Ubiquinol-10 y la capacidad de atrapamiento del radical peroxílico de las lipoproteínas de LDL durante el envejecimiento y los efectos de los suplementos Q_{10}", *Molecular Aspects of Medicine* 18, sup. (1997), pp. 113S–120S.

22. A. Kontush y otros, "El ubiquinol-10 plasmático está disminuido en pacientes con hiperlipidemia", *Atherosclerosis* 129 (1997), pp. 119–126; S. T. Sinatra, "Cuidado, Cáncer y Coenzima Q_{10}", *Journal of American College of Cardiology* 33, no. 3 (1999), pp. 897–898.

23. T. Blatt y otros, "Modulación del estrés oxidativo en la piel humana avejentada", *Zeitschrift fur Gerontologie und Geriatrie* 32, no. 2 (1999), pp. 83–88.

24. R. K. Chopra y otros, "Biodisponibilidad relativa de las formulaciones de coenzima Q_{10} en sujetos humanos", *Internacional Journal for Vitamin and Nutrition Research* 68 (1998), pp. 109–113.

25. D. Kromhout y otros, "La relación inversa entre el consumo de pescado y la mortalidad a 20 años de la enfermedad coronaria del corazón", *New England Journal of Medicine* 312 (1985), pp. 1205–1209.

26. L. A. Horrocks y Y. K. Yeo, "Beneficios para la salud del ácido docosahexaenoico (DHA)", *Pharmacological Research* 40, no. 3 (1999), pp. 211–225.

27. *Ibíd.*

28. F. N. Hepburn y otros, "Tablas provisionales sobre el contenido de los ácidos grasos omega-3 y otros componentes grasos de alimentos seleccionados", *Journal of the American Diet Association* 86 (1986), pp. 788–793.

29. P. M. Kris-Etherton y otros, "Ácidos grasos poliinsaturados en la cadena alimenticia de los Estados Unidos", *American Journal of Clinical Nutrition* 71, sup. (2000), pp. 179S–188S.

30. *Ibíd.*

31. *Ibíd.*

32. C. Von Schacky, "Ácidos grasos N-3 y la prevención de la aterosclerosis coronaria", *American Journal of Clinical Nutrition* 71, sup. (2000), pp. 224S–227S.

33. J. X. Kang y A. Leaf, "Prevención de arritmias mortales a partir de ácidos grasos poliinsaturados", *American Journal of Clinical Nutrition* 71, sup. (2000), pp. 202S–207S.

34. W. E. Connor, "Importancia de los ácidos grasos N-3 en la salud y la enfermedad", *American Journal of Clinical Nutrition* 71, sup. (2000), pp. 171S–175S.

35. F. Driss y otros, "Inhibición de la agregación plaquetaria y la síntesis de tromboxano después del consumo de una pequeña cantidad de ácido eicosapentaenoico", *Thrombosis Research* 36 (1984), pp. 389–396.

36. C. M. Albert y otros, "Consumo de pescado y riesgo de muerte cardíaca súbita", *Journal of the American Medical Association* 279 (1998), pp. 23–27.

37. S. L. Connor y W. E. Connor, "¿Son beneficiosos los aceites de pescado en la prevención y el tratamiento de la enfermedad de la arteria coronaria?", *American Journal of Clinical Nutrition* 66, sup. (1997), pp. 1020S–1031S.

38. T. Moriguchi, H. Saito y N. Nishiyama, "El extracto de ajo envejecido prolonga la longevidad y mejora el déficit de la memoria espacial en ratones con vejez acelerada", *Biological and Pharmaceutical Bulletin* 19, no. 2 (1996), 305–307.

39. Carper, *Stop Aging Now!*, p. 163.

40. N. Ide y B. H. S. Lau, "Los compuestos de ajo protegen a las células endoteliales vasculares del daño inducido por la lipoproteína

de baja densidad oxidada", *Journal of Pharmacology* 49 (1997), pp. 908–911.

41. L. D. Lawson y otros, "Inhibición de la agregación plaquetaria en sangre total a partir de compuestos en extractos de dientes de ajo y productos comerciales de ajo", *Thrombosis Research* 65 (1992), pp. 141–156.

42. E. M. Schaffer y otros, "El ajo y los componentes de sulfuros de alilo asociados inhiben la carcinogénesis mamaria inducida por N-metil-N-nitrosourea en las ratas", *Cancer Letters* 102 (1996), pp. 199–204.

43. K. Prasad y otros, "Actividad antioxidante de la alicina, y principio activo en el ajo", *Molecular and Cellular Biochemistry* 148 (1995), pp. 183–189.

44. R. S. Feldberg y otros, "Mecanismo de inhibición in vitro del crecimiento celular bacteriano por medio de la alicina", *Antimicrobial Agents Chemotherapy* 32 (1988), pp. 1763–1768.

45. R. A. Nagourney, "El ajo: ¿Alimentos medicinales o medicina nutritiva?", *Journal of Medicinal Food* 1, no. 1 (1998), pp. 13–28.

46. J. C. Winter, "Los efectos de un extracto de ginkgo biloba, Egb 761, sobre el comportamiento cognitivo y la longevidad en las ratas", *Physiology and Behavior* 63, no. 3 (1998), pp. 425–433.

47. F. G. De Feudis, *Ginkgo Biloba Extract (Egb 761): Pharmacological Activities and Clinical Applications* [Extracto de ginkgo biloba (Egb 761): Actividades farmacológicas y aplicaciones clínicas], F. C. De Feudis, ed. (Paris: Editions Scientifiques Elservier, 1991), pp. 7–146.

48. G. S. Rai, C. Shovlin y K. A. Wesnes, "Un estudio doble-ciego, placebo-controlado del extracto de ginkgo biloba ("Tanakene") en pacientes externos ancianos con discapacidad de la memoria de media a moderada", *Current Medical Research and Opinion* 12, no. 6 (1991), pp. 350–355.

49. R. Sikora y otros, "El extracto del ginkgo biloba en la terapia de la disfunción eréctil", *Journal of Urology* 141, resumen (1989), p. 188A; A. J. Cohen y otros, "El ginkgo biloba para la disfunción sexual inducida por los antidepresivos", *Journal of Sex and Marital Therapy* 24, no. 2 (1998), pp. 139–143.

50. J. G. Shen y D. Y. Zhou, "Eficiencia del extracto de ginkgo biloba (Egb 761) en la protección antioxidante contra la isquemia miocárdica y la lesión por reperfusión", *Biochemistry and Molecular Biology International* 35, no. 1 (1995), pp. 125–134; S. Piertri y otros, "Efectos cardioprotectores y antioxidates de los constituyentes

terpenoides del extracto de ginkgo biloba (Egb 761)", *Journal of Molecular and Cellular Cardiology* 29 (1997), pp. 733–742.

51. D. Zhang y otros, "El extracto de ginseng atrapa los radicales de hidroxilo y protege a los ácidos grasos insaturados de la descomposición causada por la peroxidación de lípidos mediada por el hierro", Free Radical Biology and Medicine 20, no. 1 (1996), pp. 145–150.

52. U. Banarjee y J. A. Izquierdo, "Propiedades antiestrés y antifatiga del panax ginseng: Comparación con el piracetam", *Acta Physiologica Latino Americana* 32, no. 4 (1982), pp. 277–285.

53. B. H. Lee y otros, "Actividad antigenotóxica in vitro de nuevos metabolitos de la saponia del ginseng formados por la bacteria intestinal", *Planta Medica* 64, no. 6 (1998), pp. 500–503.

54. H. Sorensen y J. Sonne, "Un estudio doble-enmascarado de los efectos del ginseng sobre las funciones cognitivas", *Current Therapeutic Research—Clinical and Experimental* 57, no.12 (1996), pp. 959–968.

55. X. Chen y T. J. F. Lee, "La relajación mediada por óxido nítrico inducido por ginsenósidos del cuerpo cavernoso del conejo", *British Journal of Pharmacology* 115 (1995), pp. 573–580; C. N. Gillis, "Farmacología del panax ginseng: ¿Un enlace de óxido nítrico?", *Biochemical Pharmacology* 54 (1997), pp. 1–8.

56. M. Sato y otros, "Efectos cardioprotectores de la proantocianidinas de las semillas de uvas contra la lesión por reperfusión isquémica", *Journal of Molecular and Cellular Cardiology* 31 (1999), pp. 1289–1297.

57. C. Corbe, J. P. Boissin y A. Siou, "Visión ligera y circulación coriorretiniana. Estudio del efecto de los oligómeros procianidólicos", *J. Fr. Ophthalmol.* 11 (1988), pp. 453–460; S. D. Ray y otros, "Un nuevo extracto de proantocianidina de semillas de uva IH 636 aumenta la expresión de Bcl-XL y previene la inducción programada de acetaminofen y la muerte celular no programada en el hígado de los ratones", *Archives of Biochemistry and Biophysics* 369, no. 1 (1999), pp. 42–58.

Capítulo 8
Descubrimiento de enzimas y hormonas

1. "La fuente de la juventud celular funciona, concluyen los científicos", 13 de enero de 1998, consultado en 2000, www .mercurycenter.com/scitech.center/aging01498.

2. *Ibíd.*

3. *Ibíd.*

4. *Ibíd.*

5. J. Travis, "La enzima desaparecida incita al debate sobre el cáncer", *ScienceNews* 152, no. 15 (octubre de 1997), p. 228.

6. A. Giustina y otros, "Tratamiento de la hormona del crecimiento en el envejecimiento: Estado del arte y perspectivas", *Aging Clinical and Experimental Research* 9, sup. del no. 4. (1997), p. 73; E. Corpas, S. M. Harman y M. R. Blackman, "La hormona del crecimiento y el envejecimiento humano", *Endocrine Reviews* 14 (1993), pp. 20–30.

7. *Ibíd.*

8. Douglas Skrecky, "Más información sobre la hormona del crecimiento: la causa del envejecimiento", Experimento de la Universidad Estatal de Dakota del Norte, consultado el 21 de enero de 2016, www.vespro.com/health/moreinfo/dakota.html.

9. D. Rudman y otros, "Efecto sobre la hormona del crecimiento humano en hombres mayores de 60 años", *New England Journal of Medicine* 323 (1990), pp. 1–6.

10. "La hormona del crecimiento humano: ¿es la fuente de la juventud?", VesPro Life Sciences, consultado el 21 de enero de 2016, www.vespro.com/health/human.html.

11. "Medición de la hormona del crecimiento en el cuerpo", VesPro Life Sciences, consultado el 21 de enero de 2016, http://hgh .vespro.com/measuring.html.

12. *Ibíd.*

13. Gabe Mirkin, "La hormona del crecimiento y la longevidad", consultado el 19 de enero de 2016, http://www.drmirkin.com /archive/6947.html.

14. R. J. Reiter, "La glándula pineal envejecida y sus consecuencias fisiológicas", *Bioessays* 14 (1992), pp. 169–175.

15. R. J. Reiter y otros, "Intermediarios reactivos del oxígeno, daño molecular y envejecimiento. Relación con la melatonina", *Annals of the New York Academy of Science* 854 (1998), pp. 410–424; T. Uz y otros, "Efecto protector de la melatonina contra el daño al ADN en el hipocampo inducido por la administración intraperitoneal de kainato a las ratas", *Neuroscience* 73 (1996), pp. 631–636.

16. Reiter y otros, "Intermediarios reactivos del oxígeno, daño molecular y envejecimiento. Relación con la melatonina".

17. K. A. Stokkan y otros, "La restricción de alimentos retarda el envejecimiento de la glándula pineal", *Brain Research* 545 (1991), pp. 66–72.

18. W. Pierpaoli y W. Regelson, "Control pineal del envejecimiento: Efecto de la melatonina y el injerto pineal en ratones envejecidos", *Proceedings of the Nacional Academy of Sciences USA* 91 (1994), pp. 787–791.

19. *Ibíd.*

20. W. Pierpaoli y otros, "El control pineal del envejecimiento: Los efectos de la melatonina y el injerto pineal en la supervivencia de ratones envejecidos", *Annals of the New York Academy of Science* 621 (1991), pp. 291–313.

21. *Ibíd.*

22. "¿Por qué el entusiasmo en cuanto a la melatonina?", All-Natural, el 21 de enero de 2016, www.all-natural.com/melaton.html.

23. D. Dawson y N. Encel, "La melatonina y el sueño en los humanos", *Journal of Pineal Research* 15 (1993), pp. 1–12.

24. "¿Por qué el entusiasmo en cuanto a la melatonina?".

25. *Ibíd.*

26. D. X. Tan y otros, "Tanto los niveles fisiológicos como farmacológicos de melatonina reducen la formación de aductos de ADN inducidos por el carcinógeno safrol", *Carcinogenesis* 15 (1994), pp. 615–618.

27. P. Burgger y otros, "Secreción nocturna disminuida de la melatonina en la enfermedad cardíaca coronaria", *Lancet* 345 (1995), p. 1408; T. Y. Chan y P. L. Tang, "Efecto de la melatonina en el mantenimiento de la homeostasis del colesterol en las ratas", *Endocrinology Research* 21, no. 3 (1995), pp. 681–696.

28. M. A. Pappolla y otros, "La melatonina previene la muerte de las células de neuroblastoma expuestas a la proteína amiloide en la enfermedad de Alzheimer", *Journal of Neuroscience* 17 (1997), pp. 1683–1690; J. W. Miller y otros, "Daño oxidativo causado por los radicales libres que se producen durante la autooxidación de la catecolamina: Efectos protectores de la O-metilación y la melatonina", *Free Radical Biology and Medicine 21* (1996), pp. 241–249; D. A. Acuna-Castroviejo y otros, "La melatonina protege contra las lesiones estriatales y en el hipocampo inducidas por MPTP", *Life Sciences* 60 (1996), pp. PL23–PL29.

29. J. S. Tenover, "Efectos de los suplementos de testosterona en los hombres viejos", *Journal of Clinical Endocrinology and Metabolism* 75 (1992), pp.1092–1098; R. J. Urbane y otros, "La administración de testosterona a hombres mayores aumenta la fuerza de los músculos esqueléticos y la síntesis de proteínas", *American Journal of Physiology* 269 (1995), pp. E820–E826.

30. *Ibíd.*

31. J. L. Tenover, "La testosterona y el envejecimiento en los hombres", *Journal of Andrology* 18, no. 2 (1997), pp. 103–106.

32. John R. Lee y Virginia Hopkins, *What Your Doctor May Not Tell You About Menopause* [Lo que su médico puede no decirle sobre la menopausia] (Nueva York: Warner, 1976).

33. Francisco Contreras, *Women: Your Body and Natural Progesterone* [Mujeres: su cuerpo y progesterona natural] (Chula Vista, CA: Interpacific).

34. "Hormonas que mejoran los efectos de la hormona del crecimiento", VesPro Life Science, consultado el 21 de enero de 2016, www.vespro.com/health/hormones.html.

35. "En busca de la fuente de la juventud", consultado en el 2000, www.angelfire.com/oh2/fountainofyouth.

36. A. J. Morales y otros, "Efectos de la dosis de reemplazo de dehidroepiandrosterona en hombres y mujeres de edad avanzada", *Journal of Clinical Endocrinology and Metabolism* 78 (1994), pp. 1360–1376.

37. A. J. Morales y otros, "El efecto del tratamiento de seis meses con una dosis diaria de 100mg de dehidroepiandrosterona (DHEA) o esteroides sexuales circulantes, composición corporal y fuerza muscular en hombres y mujeres de edad avanzada", *Clinical Endocrinology* 49 (1998), pp. 421–432.

38. Gregory M. Fahy, "Nuevo análogo de la DHEA que extiende la duración de la vida está listo para los ensayos clínicos", *Life Extension Magazine*, mayo de 1996, consultado el 23 de febrero de 2016, http://www.lifeextension.com/magazine/1996/5/event/page-01.

39. *Ibíd.*

Capítulo 9
Ejercicio: ¡Muévase hacia la longevidad!

1. "Citas de Jack Nicklaus", BrainyQuote.com, consultado el 20 de enero de 2016, http://www.brainyquote.com/quotes/authors/j/jack_nicklaus_2.html.

2. P. Thomas, Carta de Salud de Harvard, 22 de abril de 1997, no. 6, pp. 1–3.

3. *Ibíd.*

4. A. La Voie, "El ejercicio vigoroso disminuye los factores de riesgo más que la actividad moderada", *Medical Tribune* 38, no. 4, Family Physician ed. (20 de febrero de 1997), p. 5.

5. J. E. Brody, "Los estudios dicen que el ejercicio debe ser agotador para que alargue la vida", *New York Times*, 19 de abril de 1995, consultado el 21 de enero de 2016, http://www.nytimes.com/1995 /04/19/us/study-says-exercise-must-be-strenuous-to-stretch -lifetime.html.

6. "La receta de John Hopkins para la longevidad: salud después de los 50", *Johns Hopkins Medical Letter* 10 (10 de diciembre de 1998), pp. 4–6.

7. *Harvard Men's Health Watch* 12 (2 de julio de 1998), pp. 3–4; Caminando a la salud.

8. *Ibíd.*

9. "Trotar podría desarrollar su cerebro", consultado en 2000, www .msnbc.com/news/243509.asp?cp1=1.

10. "Prescripción de ejercicios para la salud y la longevidad", World Health Network, consultado en 2000, www.worldhealth.net/news /exercise3.

11. *Ibíd.*

12. "Trotar podría desarrollar su cerebro".

13. *Ibíd.*

14. Jacqueline Stenson, "El doctor está aquí: el ejercicio moderado reduce el riesgo de apoplejías", 8 de octubre, consultado en 2000, www/msnbc.com/news/203390.asp.

15. *Ibíd.*

16. *Ibíd.*

17. Weighty Isues for Seniors [Cuestiones de peso para la tercera edad], AFAR, consultado en 2000, www.afar.org/weight.

18. World Health Network, consultado en 2000, www.worldhealth .net/news/exercise3.

CAPÍTULO 10
EL ESTILO DE VIDA Y LA LONGEVIDAD: CÓMO SUPERAR HÁBITOS QUE ROBAN AÑOS

1. "Citas de Dylan Thomas", GoodReads, consultado el 20 de enero de 2016, http://www.goodreads.com/quotes/93707-i-ve-had -eighteen-straight-whiskies-i-think-that-s-the-record.

2. Jane E. Brody, "7 pecados mortales de la vida ligada a la enfermedad así como también a la mortalidad", *New York Times*, 12 de mayo de 1993, consultado el 21 de enero de 2016, http://www .nytimes.com/1993/05/12/health/7-deadly-sins-of-living-linked-to -illness-as-well-as-mortality.html?pagewanted=all.

3. *Ibíd.*

4. *Ibíd.*

5. Honor Whiteman, "Los hábitos de salud y el acondicionamiento físico "influencian la salud durante las dos próximas décadas"", *Medical News Today*, 16 de febrero de 2014, consultado el 21 de enero de 2016, http://www.medicalnewstoday.com/articles/272702.php.

6. J. Blyskal, "Longevidad: ¿saludable y rico o saludable y sabio?", 1993, consultado en 2000, www.thrive.net/health/Library?CAD /abstract9662.

7. "Para los hombres solamente", Nutrition Action, 22 de junio de 1995, thrive@haelth; (5), pp. 1, 4–7; consultado en 2000, www .thrive.net/health/Library/CAD/abstract4181.

8. *Ibíd.*

9. Jimmy Carter, *The Virtues of Aging* [Las virtudes del envejecimiento] (Nueva York: Ballantine, 1998), p. 57.

10. *Ibíd.*, p. 58.

11. *Ibíd.*

12. *Ibíd.*

13. "Destierre los malos hábitos de salud para bien", consultado en 2000, www.msnbc.com/news/185857.asp.

14. *Ibíd.*

15. *Ibíd.*

16. Zig Ziglar, *Over the Top* (Nashville: Thomas Nelson, 1997), p. 93. Hay una edición en español con el título *Más allá de la cumbre*.

17. *Ibíd.*, p. 92.

18. *Ibíd.*

Capítulo 11
Determine su actitud para alcanzar la longevidad

1. "Citas sobre la edad", BrainyQuote, consultado el 22 de enero de 2016, http://www.brainyquote.com/quotes/quotes/g/georgeburn 103932.html?src=t_age.

2. "Actitudes: la clave para la salud, la felicidad y la longevidad", consultado el 24 de febrero de 2016, www.attitudefactor.com.

3. *Ibíd.*

4. *Ibíd.*

5. Ziglar, *Over the Top*, p. 285.

6. *Ibíd.*, pp. 285–86.

7. *Ibíd.*, p. 199.

8. *Ibíd.*

9. *Ibíd.*, p. 200.

10. Yale News, "Pensar positivamente sobre el envejecimiento extiende la vida más que el ejercicio y no fumar", 29 de julio de 2002, consultado el 24 de febrero de 2016, http://news.yale.edu/2002/07 /29/thinking-posituvely-about-aging-extends-life-more-exercise -and-not-smoking.

11. Bernie S. Siegel, *Love, Medicine and Miracles* [Amor, medicina y milagros] (Nueva York: Harper & Row, 1986), p. 35.

12. "Citas de William James", GoodReads.com, consultado 20 de enero de 2016, http://www.goodreads.com/quotes/374489-the -greatest-revolution-of-our-generation-is-the-discovery-that.

13. Siegel, *Love, Medicine and Miracles*, p. 88.

14. Ibíd., pp. 81–82.

15. A. Berger, "Una fuente de la juventud en la clase de música", *New York Times*, 15 de junio de 1999, p. F8.

16. Siegel, *Love, Medicine and Miracles*, p. 161.

17. Ibíd., p. 160.

Capítulo 12
La risa y la longevidad

1. Christine Overall, *Aging, Death, and Human Longevity: A Philosophical Inquiry* [El envejecimiento, la muerte y la longevidad humana: una investigación filosófica (Los Ángeles: Universidad de California Press, 2003), p. 233.

2. Siegel, *Love, Medicine and Miracles*, p. 145.

3. Tracy Pipp, "¿Puede la risa ser realmente la mejor medicina?", *Detroit News*, 30 de septiembre de 1996, consultado en 2000, www .detroitnews.com/1996/menu/stories/671318; ScienceDaily.com, "La risa sigue siendo buena medicina", 17 de abril de 2009, consultado el 24 de febrero de 2016, https://www.sciencedaily.com /releases/2009/04/090417084115.htm.

4. Karen S. Peterson, "Una risita al día ciertamente ayuda a mantener a las enfermedades a raya", *USA Today*, 31 de octubre de 1996, p. 10D.

5. Barry Bittman, "La risa: una receta para el bienestar", consultado en 2000, www.mind-body.org/laugh.

6. Peterson, "Una risita al día ciertamente ayuda a mantener a las enfermedades a raya".

7. Ibíd.

8. Ibíd.

9. Gael Crystal y Patrick Flanagan, "La risa: sigue siendo la mejor medicina", consultado el 24 de febrero de 2016, http://www.angelfire

.com/blues2/pamelyntan703/ARTICLE/article% 20pnye%20front /Laughter%20is%20the%20best%20medicine.htm.

10. Melissa Harlow, "La risa sana el cuerpo y detiene el estrés", *Lariat*, 12 de febrero de 1997, consultado el 24 de febrero de 2016, http:// www.baylor.edu/lariatarchives/news.php?action=story&story =10350.

11. Lee Berk y Stanley Tan, "La conexión risa-inmunidad", consultado el 20 de enero de 2016, http://www.hospitalclown.com/archives /vol-02/vol-2-1and2/vol2-2berk.PDF.

12. Flanagan, "La risa: sigue siendo la mejor medicina".

13. Berk y Tan, "La conexión risa-inmunidad".

14. Peter Doskoch, "Felices para siempre riendo", Psychology-Today. com, 1 de julio de 1996, consultado el 24 de febrero de 2016, https://www.psychologytoday.com/articles/199607/happily-ever -laughter.

15. Harlow, "La risa sana el cuerpo y detiene el estrés".

16. Bittman, "La risa: una receta para el bienestar".

17. *Ibíd.*

18. *Ibíd.*

19. *Ibíd.*

20. Flanagan, "La risa: sigue siendo la mejor medicina".

21. "Las diez principales causas del estrés—Dinero—Lugar de trabajo—Crimen", HealthWorks!, consultado en 2000, www .allstressedup.com/tacts.

22. *Ibíd.*

23. Patty Wooten, "El humor es un antídoto para el estrés", *Holistic Nursing Practice* 10, no. 2 (1996), pp. 49–55, consultado el 21 de enero de 2016, http://pattywooten.com/images/HumorStress Antidote.pdf.

24. *Ibíd.*

25. *Ibíd.*

26. *Ibíd.*

27. *Ibíd.*

28. *Ibíd.*

29. *Ibíd.*

30. *Ibíd.*

31. G. Williams III, "Longevidad: Emociones fatales", octubre de 1993, consultado en 2000, www.thrive.net/health.Library/CAD /resumen8748.

32. "Manejo de la ira: ¿Qué es la ira?", consultado en 2000, http:// home.jxdcb.net.cn/~mccloud/anger.

33. *Ibíd.*
34. "Manejo de la ira: entendiendo los objetivos del comportamiento negativo", consultado en 2000, http://home.jxdcb.net.cn/" ~mccloud/negative.
35. "Resolución de la ira control de la ira", consultado en 2000, www .teleport.com/~rnbowlkr/anger/resolvscontrol.
36. HealthWorks!, "¿Qué tienen en común sus glándulas suprarrenales y el estrés?", consultado en 2000, www.allstressedup.com.
37. *Ibíd.*
38. Flanagan, "La risa: sigue siendo la mejor medicina".
39. "Inscripciones humorísticas de lápidas", historia de Clemsford, consultado el 21 de enero de 2016, http://www.chelmsfordhistory.org /humor-cemetery.html

Capítulo 13
Todo lo que necesita es amor

1. Contreras, *Health in the 21st Century* [La salud en el siglo veintiuno], p. 328.
2. Daniel Goleman, "El estrés y el aislamiento ligados a una reducción de la duración de la vida", *New York Times*, 7 de diciembre de 1993, consultado 21 de enero de 2016, http://www.nytimes.com /1993/12/07/science/stress-and-isolation-tied-to-a-reduce-life-span .html.
3. *Ibíd.*
4. *Ibíd.*
5. Siegel, *Love, Medicine and Miracles*, p. 183.
6. Leo Buscaglia, poseedor de un doctorado, ha escrito varios libros sobre las relaciones de pareja, incluyendo *Born for Love: Reflections on Loving* [Nacido para amar: Reflexiones sobre el amor] y *Living, Loving and Learning* [Amar, vivir y aprender].
7. Contreras, *Health in the 21st Century*, p. 326.
8. Marilyn Elias, "Ame a sus padres, salve sus vidas", *USA Today*, 18 de noviembre de 1999.
9. *Ibíd.*
10. Siegel, *Love, Medicine and Miracles*, pp. 182–183.
11. *Ibíd.*, p. 199.
12. Ziglar, *Over the Top*, p. 262.
13. *Ibíd.*
14. *Ibíd.*
15. *Ibíd.*
16. *Ibíd.*

CAPÍTULO 14
ENVEJECIMIENTO EXITOSO

1. "Biografía de John H. Glenn", NASA, 12 de noviembre de 2008, consultado el 21 de enero de 2016, http://www.nasa.gov/centres /glenn/about/bios/glennbio.html.

2. "Pensando en el tiempo: Asuntos teóricos y metodológicos en los estudios sobre el envejecimiento", Gerontología social, consultado el 21 de enero de 2016, http://www.trinity.edu/mkearl/ger-time .html.

3. La progeria es un síndrome de etiología desconocida que causa envejecimiento prematuro en los niños; también se conoce como síndrome de Hutchinson-Gilford. Los niños afectados parecen normales hasta el primer año de vida. Poco a poco las características del trastorno se hacen aparentes: crecimiento y desarrollo físico retardados, pérdida de grasa corporal, ausencia de pelo en el cuerpo y calvicie. Con el tiempo el niño desarrolla una piel seca y arrugada, arteriosclerosis y otras condiciones asociadas con la vejez. No hay tratamiento, y la muerte ocurre en la segunda década de vida.

4. "Pensando en el tiempo: Asuntos teóricos y metodológicos en los estudios sobre el envejecimiento".

5. Jimmy Carter, *The Virtues of Aging* [Las virtudes del envejecimiento] (Nueva York: Ballantine, 1998), pp. 10–11.

6. *Ibíd.*, p. 11.

7. "Administración sobre el envejecimiento: ingresos", Administración para la vida comunitaria, consultado el 15 de enero de 2016, http:// www.aoa.acl.gov/aging_statistics/profile/2014/9.aspx.

8. "Ingresos y pobreza en los Estados Unidos: 2013", Oficina del Censo de los Estados Unidos, septiembre de 2014, consultado el 21 de enero de 2016, https://www.census.gov/content/dam/Census /library/publications/2014/demo/p60-249.pdf.

9. "Administración sobre el envejecimiento: vivienda", Administración para la vida comunitaria, consultado el 15 de enero de 2016, http:// www.aoa.acl.gov/aging_statistics/profile/2014/11.aspx.

10. *Ibíd.*

11. "Administración sobre el envejecimiento: la población mayor", Administración para la vida comunitaria, consultado el 15 de enero de 2016, http://www.aoa.acl.gov/aging_statistics/profile/2014/3.aspx.

12. *Ibíd.*

13. "Administración sobre el envejecimiento: crecimiento futuro", Administración para la vida comunitaria, consultado el 15 de enero de 2016, http://www.aoa.acl.gov/aging_statistics/profile/2014/4.aspx.

14. "Administración sobre el envejecimiento: arreglos de vida", Administración para la vida comunitaria, consultado 15 de enero de 2016, http://www.aoa.acl.gov/aging_statistics/profile/2014/6 .aspx.

15. Ibíd.

16. Ibíd.

17. "Administración sobre el envejecimiento: distribución geográfica", Administración para la vida comunitaria, consultado el 15 de enero de 2016, http://www.aoa.acl.gov/aging_statistics/profile/2014/8 .aspx.

18. Ibíd.

19. Benjamin Mandel y Livia Wu, "El balance general conciso y extenso de las personas nacidas durante la explosión de la natalidad: implicaciones de activos múltiples", J. P. Morgan Asset Management, octubre de 2015, consultado el 21 de enero de 2016, https:// am.jpmorgan.com/gi/getdoc/1383246462222.

20. Patricia Braus, "La explosión de la natalidad a mediados de la década", American Demographics, abril de 1995.

21. Ibíd.

22. Ibíd.

23. Carter, Virtues of Aging, p. 19.

24. Ibíd.

25. Ibíd., p. 20.

26. Linda Sage, "Un estudio sugiere que la senilidad no es una parte normal del envejecimiento", Escuela de Medicina de la Universidad de Washington en St. Louis, consultado en 2000, http://news-info .wustl.edu/feature/1996/Apr96-Senility.

27. Mary Hager y Marc Peyser, "Estilo de vida: la batalla del Alzheimer", Newsweek, 24 de marzo de 1997.

28. Carter, Virtues of Aging, p. 51.

29. Ibíd., p. 52.

CAPÍTULO 15
MIENTRAS CRUZAMOS EL PUENTE

1. Tomado de Hechos 27:13–44.

2. Lawrence West, Entendiendo la Vida, 2da ed. (Freezone, AU: 1991, 1995), pp. 6–7.

3. "Experiencias cercanas a la muerte iluminan la muerte misma", New York Times, 28 de octubre de 1986, consultado el 25 de febrero de 2016, http://www.nytimes.com/1986/10/28/science/near -death-experiences-illuminate-dying-itself.html.

4. Población mundial actual, consultado el 25 de febrero de 2016, http://www.worldometers.info/world-population.

APÉNDICE A
CÓMO SE CLASIFICAN LAS DIFERENTES NACIONES

1. "Esperanza de vida: Datos por país", Observatorio de la Salud Global, Organización Mundial de la Salud, consultado el 20 de enero de 2016, http://apps.who.int/gho/data/node.main.688.

2. "Austria: Resumen estadístico (2002-Presente)", Observatorio de la Salud Global, Organización Mundial de la Salud, consultado el 20 de enero de 2016, http://apps.who.int/gho/data/node.country .country-AUT.

3. "Esperanza de vida: Datos por país".

4. "Finlandia: Resumen estadístico (2002-Presente)", Observatorio de la Salud Global, Organización Mundial de la Salud, consultado el 20 de enero de 2016, http://apps.who.int/gho/data/node.country .country-FIN?lang=en.

5. "Esperanza de vida: Datos por país".

6. "Japón: Resumen estadístico (2002-Presente)", Observatorio de la Salud Global, Organización Mundial de la Salud, consultado el 20 de enero de 2016, http://apps.who.int/gho/data/node.country .country-JPN?lang=en.

7. "Esperanza de vida: datos por país".

8. "Suiza: Resumen estadístico (2002-Presente)", Observatorio de la Salud Global, Organización Mundial de la Salud, consultado el 20 de enero de 2016, http://apps.who.int/gho/data/node.country .country-CHE?lang=en.

9. "Esperanza de vida: Datos por país".

10. "Estados Unidos de América: Resumen estadístico (2002-Presente)", Observatorio de la Salud Global, Organización Mundial de la Salud, consultado el 20 de enero de 2016, http://apps.who.int /gho/data/node.country.country-USA?lang=en.

APÉNDICE B
ESPERANZA PROMEDIO DE VIDA DE HOMBRES Y MUJERES EN CUATRO PAÍSES DESARROLLADOS EN EL AÑO 2013

1. "Esperanza de vida: Datos por país".

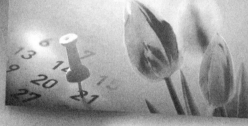

UN PLAN PARA ESCAPAR DE LAS DEUDAS Y TENER ÉXITO EN SUS FINANZAS

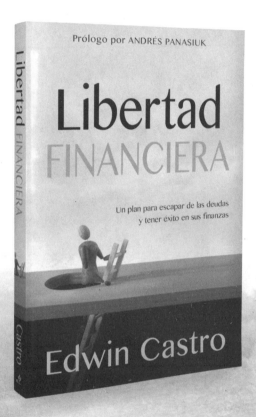

El autor Edwin Castro le enseña cómo salir y evitar la esclavitud que causa la presión por las deudas. En este libro encontrará:

- Fundamentos sobre el manejo de sus finanzas.
- Cómo liberarse de la deuda, la pobreza y la escasez.
- La clave para encarar el reto financiero y tener esperanzas.
- Aprender a hacer un presupuesto.
- Desarrollar un plan de pago acelerado.
- Practicar la ley de la siembra y la cosecha.

Dígale "¡NO!" al endeudamiento y "¡SÍ!" a la *libertad financiera*

NO ESPERE. TOME LA DECISIÓN HOY MISMO.

CASA CREACIÓN
www.casacreacion.com